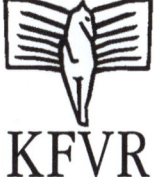

KFVR

Das differenzierte Schilddrüsenkarzinom mit initialer Fernmetastasierung (M1)

Thorsten Petrich

KFVR

Experimentelle und klinische Nuklearmedizin

Das differenzierte Schilddrüsenkarzinom mit initialer Fernmetastasierung (M1)

Diagnose, Therapie, Nachsorge und Prognose

Thorsten Petrich

Mit 51 Abbildungen und 56 Tabellen

Petrich, Thorsten:
Das differenzierte Schilddrüsenkarzinom mit initialer Fernmetastasierung (M1)
Diagnose, Therapie, Nachsorge und Prognose
Zugl.: Hannover, medizinische Hochschule, Dissertationsschrift 1999
Gladbeck: KFVR - Kulturförderverein Ruhrgebiet e.V., 2000

Anschrift des Autors:
Dr. med. T. Petrich
Klinik für Nuklearmedizin
Medizinische Hochschule Hannover
Carl-Neuberg-Str. 1
30625 Hannover

KFVR-Verkehrsnr. 69643
KFVR-ISBN-Verlagsnr. 3-931300
Einbandgestaltung, Satz und Projektmanagement: buchgestaltung.de

Druck: LIBRI - books on demand
ISBN 3-8311-0253-8

Danksagung

Mein besonderer Dank gilt Herrn Prof. Dr. med. Dr. hc. H. Hundeshagen und Frau Priv.-Doz. Dr. med. Ch. Ehrenheim, durch deren Anregung und Unterstützung diese Arbeit erst möglich wurde.

Herrn Prof. Dr. med. W. H. Knapp, Frau Dr. med. G. Oetting, Herrn Dr. rer. nat. E. Pötter und Herrn Priv.-Doz. Dr. med. F. Schuppert danke ich für ihre freundliche Unterstützung und Beratung.

Herrn Dr. med. Bishara Soudah FIAC und Herrn Prof. Dr. med. H. H. Kreipe, Abteilung für Pathologie und Zytologie der MHH für die freundliche Überlassung der histologischen und zytologischen Präparate sowie Herrn Prof. Dr. med. M. Galanski, Abteilung Diagnostische Radiologie der MHH, für die Zurverfügungstellung einiger radiologischer Aufnahmen.

Bei Frau G. Heinsohn und Frau A. Smalla bedanke ich mich für die tatkräftige Unterstützung bei den Archivarbeiten und verlässliche Beschaffung verschollen geglaubter Akten.

Meiner Frau Katja danke ich für die Unterstützung und Geduld bei der Entstehung der Arbeit.

Inhaltsverzeichnis

1 Einleitung

Studien zur Prognose und zum Überleben von Tumorpatienten[1] setzen unter anderem eine standardisierte Stadieneinteilung der Tumorerkrankungen voraus. Die Bedeutung der TNM-Klassifikation der UICC (Union international contre le cancer) und der Stadieneinteilung der WHO (World Health Organisation) für die prognostische Beurteilung des differenzierten Schilddrüsen-Karzinoms wurde in zahlreichen Studien bestätigt. Beide stellen zum einen die Grundlage für die Therapieplanung und zum anderen für das Nachsorge-Regime und die interdisziplinäre Rezidivtherapie bei malignen Erkrankungen der Schilddrüse dar (Egloff 1987).

Anhand klinischer Studien wurden prognostische Faktoren erarbeitet, um den Einsatz der relevanten diagnostischen Methoden zu optimieren und um im Sinne der Prognoseverbesserung für die Patienten auch unter Berücksichtigung ökonomischer Aspekte ein zuverlässiges und sicheres Nachsorgeschema zu entwickeln, in dem moderne diagnostische Verfahren wie CT, MRT, SPECT und PET sowie verschiedene andere szintigraphische, radiologische und in vitro Verfahren sinnvoll integriert werden.

Im Fall einer „unkomplizierten" Erkrankung am differenzierten Schilddrüsen-Tumor (ohne LK- oder Fernmetastasen) wird nach Diagnosestellung zunächst im allgemeinen eine vollständige Thyreoidektomie mit oder ohne selektive Lymphadenektomie angestrebt. In der Schilddrüsenloge verbleiben hierbei postoperativ nicht selten kleinere Schilddrüsenreste, da aufgrund sensibler Gefäß-/Nervenstrukturen der operativen Radikalität Grenzen gesetzt sind. Circa 4 Wochen nach chirurgischer Intervention wird dann in hypothyreoter Stoffwechsellage unter maximaler endogener TSH-Stimulation (ohne zwischenzeitliche Hormonsubstitution) und Iodkarenz mit einer hochdosierten Radioiodtherapie (RJT) eine vollständige Schilddrüsenrest-Ablation durchgeführt, wobei theoretisch verbliebene Tumorzellen im Schilddrüsenrestgewebe mit eliminiert werden sollen.

Nach vollständiger Beseitigung des Schilddrüsengewebes ist die Bestimmung von Thyreoglobulin als Tumormarker sehr zuverlässig und unter endogener TSH-Stimulation besonders sensitiv. Gleichzeitig besteht die Möglichkeit, mittels einer posttherapeutisch durchgeführten Ganzkörperszintigraphie einen Metastasenausschluß oder eine Metastasendetektion durchzuführen, indem man

---

[1]Anmerkung: Zur Vereinfachung ist in dieser Arbeit für das untersuchte Kollektiv die männliche Bezeichnung „Patienten" gewählt worden, wobei im folgenden Patientinnen stets eingeschlossen sind, falls nicht explizit auf das Geschlecht eingegangen wurde.

13

sich die Eigenschaft der SD-Ca-Metastasen, ebenfalls Radioiod zu speichern, zu nutze macht. Im Falle radioiod-positiver Herde kann unmittelbar eine weitere hochdosierte RJT folgen bzw. können gezielt andere diagnostische Maßnahmen ergriffen werden (Schober 1987).

Gerade die Behandlung von Fernmetastasen bei höheren Tumorstadien stellt besondere Anforderungen an die behandelnden Ärztinnen und Ärzte und macht oft ein individuell abgestimmtes, interdisziplinäres Vorgehen erforderlich, wobei zeitlicher Modus und Dosierung der RJT sowie Therapieziel (Ausheilung bzw. Palliation) von verschiedenen Zentren z.T. unterschiedlich gewichtet und bewertet werden.

In der Abteilung Nuklearmedizin und spezielle Biophysik der Medizinischen Hochschule Hannover wurden seit 1965 bis zum Stichtag der letzten Untersuchung (31.12.1997) 3088 Patienten mit differenziertem, das heißt papillärem oder follikulärem Schilddrüsenkarzinom behandelt und/oder in der Nachsorge betreut. Bei 243 (8%) Patienten aus dem Gesamtkollektiv bestand nach UICC-Klassifikation das Tumorstadium TnNnM1 mit einer bereits bei Diagnosestellung vorhandenen hämatogenen Fernmetastasierung vorwiegend pulmonal oder ossär, von denen nach WHO-Klassifikation unter Berücksichtigung des Erstdiagnosealters 62 „M1"-Patienten (25,6%) der low-risk-Gruppe/Stadium II bzw. 181 „M1"-Patienten (74,3%) der high-risk-Gruppe/Stadium IV angehörten.

In Kapitel 3 „Management der SD-Patienten" wurde ausführlich in Ergänzung zum Kapitel 2 „Material und Methode" auf die in der Abteilung Nuklearmedizin übliche Modalität der Therapie und Nachsorge beim metastasierten SD-Ca eingegangen, da bundesweit und auch international diesbezüglich keine einheitlichen Richtlinien bestehen.

Ziel dieser retrospektiv angelegten Studie war es, die primär metastasierten, differenzierten Schilddrüsenkarzinome (M1 nach UICC) im Hinblick auf ihre Therapierbarkeit mittels hochdosierter RJT, den Langzeiterfolg und die Rezidivneigung der Schilddrüsenkarzinome nach RJT in Abhängigkeit vom initialen Metastasierungsmuster und den Eigenschaften der Primärtumore genauer zu untersuchen sowie mögliche prognostische Faktoren dieses speziellen Kollektivs zu bestimmen. Darüberhinaus sollte die Effektivität des Therapie- und Nachsorgeschemas überprüft und mögliche Grenzen der hochdosierten RJT aufgrund von strahlungsbedingten Nebenwirkungen festgestellt werden.

Besondere Berücksichtigung fanden bei der Analyse die verschiedenen nuklearmedizinischen und radiologischen Untersuchungen zur Detektion von Primärmetastasen bzw. von Rezidiven sowie der RJ-Uptake und die TG-Produktion von Metastasen bzw. Rezidiven und desweiteren die Tumorhistologie einschließlich

14

der partiellen onkozytären Subdifferenzierung auf das Überleben.

Strenge Kriterien für die histologische Diagnose und das Tumorstaging entsprechend des TNM-Schemas der UICC und der WHO-Klassifikation sowie einheitliche Therapie- und Kontrollbedingungen gemäß unseres Nachsorgeschemas (näheres dazu siehe unten) sorgten für eine höchstmögliche Homogenität des betrachteten Kollektivs.

2 Material und Methode

2.1 Patientenkollektiv

In der Abteilung Nuklearmedizin und spezielle Biophysik der Medizinischen Hochschule Hannover werden seit 1965 Patienten, die an malignen Tumoren der Schilddrüse erkrankt sind, mit hochdosierter Radioiodtherapie (^{131}I) behandelt und betreut.

In die Studie eingeschlossen wurden von den insgesamt 3088 Patienten mit differenziertem Schilddrüsenkarzinom 243 Patienten mit bereits bei Diagnosestellung vorhandenen hämatogenen Fernmetastasen. Von diesen 243 Patienten wiesen 132 primär pulmonale und 63 Patienten ossäre Metastasen auf, bei 44 Patienten fanden sich bereits simultan pulmonale und ossäre Filiae. Bei 4 Patienten zeigte sich eine atypische Lokalisation der Frühmetastasen ohne eine pulmonale oder ossäre Beteiligung. Als Stichtag wurde der 31.12.1997 festgelegt. Nur bis zu diesem Datum erhobene Daten wurden in die vorliegende Studie aufgenommen.

Zur Datenerhebung wurden alle vorhandenen Patientenakten einzeln geprüft und mittels eines vorher definierten Auswerteprotokolls analysiert.

Einschlußkriterien waren eine eindeutige histologische Klassifizierung der Primärtumore (follikulär oder papillär), regelmäßige Kontrolluntersuchungen in unserer Schilddrüsenambulanz von der Diagnosestellung bis zum Stichtag oder Tod und eine eindeutige Übereinstimmung des Metastasierungszeitpunkts mit Erfüllung der Kriterien der TNM-Klassifikation der UICC.

Aus der Studie ausgeschlossen wurden Patienten mit entdifferenzierten Tumoren oder Metastasen, die später als ca. 3 Monate nach der erster RJ-Ablation auftraten bzw. festgestellt wurden. Zu diesem Zeitpunkt wurde die erste stationäre Ablationskontrolle mit einer niedrigen RJ-Dosis durchgeführt und die Diagnoseklassifikation (TNM) seitens des M-Merkmals (M0 oder M1) nach dem szintigraphischen Befund vervollständigt. Da bis zur ersten stationären Ablationskontrolle der Schilddrüsenrest meistens eliminiert war, demaskierten sich spätestens zu diesem Zeitpunkt die RJ-speichernden Metastasen bei der Ganzkörperszintigraphie.

2.2 Klassifikation der SD-Karzinome

2.2.1 TNM-Klassifikation der UICC

Tabelle 1: UICC-Klassifikation

• TNM-Klassifikation :	klinisch, endoskopisch, bildgebende Verfahren
• pTNM :	pathologische Klassifikation
• r TNM / rpTNM :	Rezidivtumoren / pathologische Klassifikation
• RX / R0 / R1 / R2 :	nicht beurteilbarer / kein / mikro- / makroskopischer Residualtumor

TX	Primärtumor nicht beurteilbar
T0	kein Anhalt für Primärtumor
T1	≤ 1cm
T2	> 1cm bis ≤ 4cm
T3	> 4cm
T4	SD-Kapseldurchbruch
a/b	solitär / multifokal bzw. beidseits

NX	regionäre LK nicht beurteilbar
N0	kein Anhalt für LK-Metastasen
$N1_A$	ipsilaterale LK-Metastasen
$N1_B$	kontra-/bilaterale oder mediastinale LK-Metastasen

MX	Vorliegen von Fernmetastasen nicht beurteilbar
M0	kein Anhalt für Fernmetastasen
M1	Fernmetastasen

17

2.2.2 Stadieneinteilung der WHO

Tabelle 2: WHO-Klassifikation

Alter (ED)	< 45			≥ 45		
Stadium	T	N	M	T	N	M
I	~	~	0	1	0	0
II	~	~	1	2/3	0	0
III				4	0	0
				~	1	0
IV				~	~	1

(~ jedes Stadium)

2.3 Datenerhebung und statistische Auswertung

Folgende Variablen, die in Zusammenhang mit der Prognosebestimmung untersucht werden sollten, wurden bei den in die Studie eingeschlossenen Patienten anhand des Analyseprotokolls überprüft und dokumentiert:
- Geschlecht
- Alter zum Diagnosezeitpunkt
- Symptome bei Erstdiagnose
- Diagnostische Maßnahmen, die zur Verdachtsdiagnose führten
- Diagnostische Maßnahmen, die zur endgültigen Diagnose führten
- Praeoperative Routinediagnostik (Szintigraphie, Sonographie, Feinnadelpunktion)
- Art der Strumaoperation (OP-Art, OP-Anzahl)
- Metastasendiagnostik (Nativröntgen, CT, RJ-Szintigraphie)

- Metastasenoperation (falls durchgeführt)
- externe Radiatio (falls durchgeführt)
- Tumorhistologie (histologische Klassifikation, Tumorgröße und Anzahl, Kapselinfiltration, Tumorlokalisation, LK-Beteiligung)
- Metastasenhistologie (falls Biopsie oder Resektion)
- Radioiodtherapie (Zeitpunkt und Aktivität der einzelnen Fraktionen, Gesamtaktivität)
- Tumormarker (Thyreoglobulin) im Verlauf
- Nebenwirkungen der RJT, insbesondere Blutbildveränderungen
- Tumornachsorge mit Beurteilung des Krankheitsverlaufs bis zum Stichtag oder Tod (Vollremission, Teilremission, Progreß) mit und ohne TSH-Stimulation, RJ-Speicherung
- Rezidivtherapie (Art und Erfolg)
- Tod (Todeszeitpunkt, Todesursache, Komplikationen durch die Primärerkrankung)

Die Dokumentation des Datenmaterials erfolgte mittels eines Tabellenkalkulationsprogrammes (Microsoft EXCEL 5.0 für Apple Macintosh), die statistische Auswertung wurde mit Hilfe von zwei Statistikprogammen (Statview 4.5 für Apple Macintosh und SPSS für Windows 95) durchgeführt.

2.4 Definition der Verlaufskriterien

- Vollremission (Erfüllung aller Kriterien)
    klinische Beschwerdefreiheit
    fehlender morphologischer Nachweis von vitalem Resttumor oder Metastasen
    Normalisierung des Tumormarkers Thyreoglobulin
    unauffällige RJ-Ganzkörperszintigraphie oder andere nuklearmedizinischen Verfahren

- Teilremission (Erfüllung aller Kriterien)
    (partieller) Rückgang der Beschwerdesymptomatik
    (partieller) Rückgang der Tumormarkerwerte
    (partieller) Rückgang, Re-Sklerosierung oder zumindest morphologische Konstanz der Metastasen
    (partieller) Rückgang der Metastasenausdehnung in der RJ-Ganzkörperszintigraphie oder anderen nuklearmedizinischen Verfahren

- Progreß (Erfüllung einzelner Kriterien)
    Zunahme der klinischen Symtomatik
    Anstieg der Tumormarkerwerte
    Wachstum von Metastasen
    Zunahme pathologischer Speicherungen in nuklearmedizinischen Verfahren

3 Management der SD-Tumorpatienten

3.1 Primärtherapie

3.1.1 Operative Therapie

Bei Feststellung eines Schilddrüsenmalignoms, welches bereits durch Feinnadelpunktion (FNP), Enukleation szintigraphisch kalter Knoten, Lymphknoten-PE oder Materialgewinnung aus Metastasen diagnostiziert wurde, wird in der Regel eine vollständige, beidseitige und möglichst einzeitige Thyreoidektomie angestrebt (Dralle 1987). Fallen intraoperativ suspekte Lymphknoten auf, so werden diese ebenfalls selektiv entfernt (selektive Lymphadenektomie). Sind praeoperativ LK-Metastasen bekannt z.B. durch FNP oder auffälligen Sonographiebefund, wird eine vollständige Entfernung aller Lymphknoten eines oder mehrerer Kompartimente durchgeführt (vollständige Lymphadenektomie, Neckdissektion). Eine radikale Neckdissektion mit unter Umständen plastischer Rekonstruktion kann bei Infiltration von parathyreoidalen Strukturen (Muskulatur, Ösophagus, Gefäßen, Nerven, Knochen, Trachea etc.) erforderlich sein. Bei sehr fortgeschrittenen Stadien kann in Einzelfällen eine vollständige Tumorresektion unmöglich sein, so daß nur eine Tumorteilresektion (R1/2-Resektion) realisierbar ist. Bei praeoperativ bekannten größeren mediastinalen LK-Metastasen oder nach retrosternal reichenden Tumor-/Strumaanteilen kann eine ausgedehnte Resektion mit Sternotomie indiziert sein (Heberer 1993)

Wird bei einer Strumaresektion intraoperativ die Diagnose eines Schilddrüsenkarzinoms durch Schnellschnittdiagnostik gestellt, so kann eine ursprünglich geplante Enukleation oder Hemithyreoidektomie zu einer totalen Thyreoidektomie ausgeweitet werden.

Kann die Diagnose eines Schilddrüsenkarzinoms erst nach erfolgter Hemithyreoidektomie sicher gestellt werden, so ist zur Durchführung einer hochdosierten RJT zuvor eine Nachresektion mit dem Ziel der möglichst totalen Thyreoidektomie erforderlich (Schmidt KJ 1992).

Bei beidseitig ausgeführter, subtotaler Resektion und postoperativ gestellter Diagnose eines Schilddrüsenkarzinoms ist die Möglichkeit einer unmittelbaren Durchführung der RJT abhängig vom Volumen des verbliebenen Schilddrüsenrests, der kleiner als 10 ml (sonographisch) sein sollte. Sind die Schilddrüsenreste deutlich größer, so ist mit erheblichen Komplikationen durch lokale Strahlenwirkung (z.B. Trachealkompression, Tracheitis, Laryngitis oder beidseitige Recurrensparese mit akuter Dyspnoe) zu rechnen (Schicha 1994).

Bei einer Nachresektion wegen eines zu großen Schilddrüsenrests oder Frührezidivs mit längerem zeitlichen Intervall (>3-4 Wochen) ist die Komplikationsrate (Recurrensparese, Hypoparathyreoidismus) aufgrund von Verwachsungen in der Schilddrüsenloge deutlich höher als bei primär totaler Thyreoidektomie (Görge 1997).

Die einzige Ausnahme stellt das papilläre Schilddrüsenkarzinom im Stadium pT1aN0M0 dar, bei dem nach Thyreoidektomie oder Hemithyreoidektomie die Indikation zur RJT großzügiger gestellt werden kann (Pfannenstiel 1997). Dennoch sollte dieser Tumor nicht unterschätzt und regelmäßig nachkontrolliert werden, da auch ein papilläres pT1a-Karzinom Früh- und Spätmetastasen setzen kann (eigene Ergebnisse).

Treten vor oder nach Diagnosestellung Komplikationen durch Metastasen auf (z.B. pathologische Fraktur, Atelektase, Nerven-/Myelonkompression etc.), so ist unter Umständen eine unfall-/neurochirurgische Primärbehandlung einzelner großer Metastasen sinnvoll. Dies kann einerseits zur Sanierung des Lokalbefundes (z.B. Osteosynthese, Myelondekompression, Lungenteil-resektion) und andererseits zur Verminderung der Tumormassen geschehen. Eine Metastasenresektion kann somit zur Reduktion der zur Therapie erforderlichen RJ-Aktivität und damit auch zur Verminderung der allgemeinen bzw. lokalen Strahlenschädigung des Organismus führen. Ein solches interdisziplinäres Vorgehen ist insbesondere bei Kindern indiziert (Hacker 1997).

3.1.2 Nuklearmedizinische Therapie

3.1.2.1 Voraussetzungen und Vorbereitung der Hochdosis-RJT

Besteht klinisch der Verdacht auf ein Schilddrüsenmalignom (z.B. rasche Schilddrüsenvergrößerung oder zervikale Lokalbeschwerden wie anhaltende Heiserkeit, Luftnot und Schluckbeschwerden) ist zunächst eine Palpation und zur weiteren Diagnostik eine zervikale Sonographie sowie eine Tc-Szintigraphie indiziert. Bei Vorliegen von szintigraphisch kalten Knoten ist nach Möglichkeit eine Feinnadelpunktion durchzuführen. Daneben können Schilddrüsen-charakteristische Tumormarker bestimmt werden (s.u.). Die genannten Verfahren gehören zur täglichen Routine in unserer Schilddrüsenambulanz neben der Bestimmung des Hormonstatus und der Schilddrüsen-AK (s.u.).Nach Diagnosestellung eines differenzierten Schilddrüsenkarzinoms und durchgeführter Thyreoidektomie wird der Patient etwa 4 Wochen später stationär zur hochdosierten RJT aufgenommen (Station für offene Radionuklide mit Einzelzimmern und spezieller Abschirmung).

Zwischenzeitlich dürfen keine Schilddrüsenhormonpräparate oder iodhaltigen Medikamente (z.B. Amiodaron, Röntgenkontrastmittel, Augentropfen etc.) eingenommen werden, da dies den RJ-Uptake im Schilddrüsenrestgewebe und in Metastasen negativ beeinflußt (Iodabsättigung und fehlende TSH-Stimulation, s.u.).

Die endogene TSH-Stimulation sollte > 50 mU/l (Norm 0,1-4,0 mU/l) und die Iodausscheidung im Urin <100 µg Iod/g Kreatinin liegen. Zu niedrige TSH-Werte und damit ungenügende Stimulation des RJ-Uptakes und der TG-Produktion können am zu großen Schilddrüsenrest, zwischenzeitlich eingenommenem Schilddrüsenhormon oder zu kurzem Intervall OP/RJT liegen (Schmidt KJ 1992).

Sollte aus klinischer Sicht z.B. wegen reduziertem Allgemeinzustand (AZ) eine Hormonkarenz unmittelbar postoperativ nicht praktikabel sein, kann die RJT zur Schilddrüsenrest-Ablation zu einem späteren Zeitpunkt durchgeführt werden.

Voraussetzung für die Durchführung der Hochdosis-RJT ist eine stabiler AZ sowie eine erhaltene Kontinenz, da ein Versterben unmittelbar nach Inkorporation der Aktivität bzw. die unkontrollierte Abgabe stark kontaminierten/er Urins/Fäkalien eine aus Strahlenschutzgesichtspunkten große Problematik darstellt (Entsorgung) und zu einer nicht unerheblichen Strahlenexposition für das betreuende Personal und die Mitpatienten führen kann. Ebenso ist bei größeren nicht abgeheilten Wunden oder frisch tracheotomierten Patienten mit intensivem Pflegebedarf zu bedenken, daß eine Hochdosis-RJT mit einer vermeidbar hohen Strahlenexposition des Personals durch längeren Patientenkontakt verbunden sein kann (Kaul, Roedler 1979, Kretschko 1994).

Vor Beginn der RJT muß ein laryngoskopischer Status erhoben werden, da eine Recurrensparese (insbesondere beidseits) die Gefahr einer akuten Luftnot und Indikation zur notfallmäßigen Tracheostomie beinhaltet. Prophylaktisch können nichtsteroidale und steroidale Antiphlogistika sowie, bei ausgeprägteren lokalen Entzündungszeichen, zusätzlich eine Eiskrawatte erforderlich werden.

Eine Reizung der Magenschleimhaut durch Antiphlogistika kann durch die lokal entzündliche Wirkung des Radioiod (ß-Strahlenkomponente bei Kontakt, Energie 364 keV) verstärkt werden und ist ggf. durch Antazida oder auch Antiemetika zu vermindern (Schicha 1994).

Anamnestisch sollten behandlungsbedürftige Krankheiten (z.B. Diabetes, schwere KHK, Niereninsuffizienz, hämatologische Erkrankungen etc.) erfragt und akut behandlungsbedürftige Beschwerden eruiert werden, um eventuell vor Beginn der RJT wichtige diagnostische und ggf. therapeutische Maßnahmen ergreifen zu können, die nach RJ-Applikation für mehrere Tage aus Strahlenschutzgründen nicht durchführbar sind.

Eine Schwangerschaft muß ebenfalls aufgrund von zu erwarteten Fruchtschäden ausgeschlossen sein (s.u.).

Die Kontrolle des Differentialblutbildes, insbesondere mit Ausschluß einer Thrombopenie und Leukopenie, ist wichtig vor Beginn der RJT, da es nach mehrfacher RJ-Applikation zu einer beträchtlichen Strahlenexposition des blutbildenden Knochenmarks kommen kann und die Blutbildkontrolle ggf. auch Knochenmarkspunktion einen wichtigen Verlaufsparameter nach Mehrfach-Applikation zur Abschätzung der Knochenmarksschädigung darstellt. Kommt es unter RJT zu dauerhaften Thrombozytopenien oder Leukozytopenien muß die RJT unterbrochen oder abgebrochen werden. Prophylaktisch werden sehr hohe Aktivitäten in einem zeitlichen Mindestabstand (ca. 4-6 Monate) verabreicht, und es erfolgen im therapiefreien Intervall regelmäßige Blutbildkontrollen in unserer Ambulanz oder beim Hausarzt (Schober 1987).

Eine Iodallergie (z.B. als Kontrastmittelallergie) spielt aufgrund des chemisch anders gebundenen und gering konzentrierten Radioiod in den Therapiekapseln bei der RJT keine Rolle und kann vernachlässigt werden.

3.1.2.2 Durchführung der Hochdosis-RJT und Einleitung der Suppressionstherapie

Vor Beginn der RJT (z.B. am Aufnahmetag) wird eine gering dosierte diagnostische RJ-Kapsel per os verabreicht (74MBq) und 2 Stunden später eine planare Szintigraphie der Halsregion mit einer Gammakamera durchgeführt. Mit Hilfe dieser Untersuchung können im meist noch geschwollenen OP-Gebiet kleinste Schilddrüsenreste aber auch RJ-speichernde zervikale LK-Metastasen zuverlässig detektiert und mit dem Sonographiebefund verglichen werden.

Bei hochgradigem Verdacht auf LK-Metastasen oder Resttumor oder größere Schilddrüsenreste kann eine sonographisch gesteuerte FNP (s.u.) auch kleinerer LK (< 1cm) oder Raumforderungen (RF) zum Staging vorgenommen werden. Bei ausgedehnten Befunden kann ggf. eine kurzfristige Nachresektion eingeleitet werden. Die Resektion gut zugänglicher größerer LK-Pakete oder Schilddrüsenreste kann die zu applizierende Gesamtaktivität der RJT vermindern und die lokale unerwünschte Strahlenwirkung verringern. Die Nachresektion erfolgt oft unter erschwerten Bedingungen aufgrund des ödematösen Wundbereiches und sollte in erfahrenen Zentren durchgeführt werden, da die entscheidenden pathologischen und anatomischen Strukturen intraoperativ z.T. schwerer zu lokalisieren sind und die Komplikationsrate (insb. Recurrensparese) höher liegt als bei Ersteingriffen (Görge 1997).

Sind alle o.g. Voraussetzungen erfüllt, kann möglichst am selben Tag mit der Hochdosis-RJT begonnen werden.

Die Applikation des Radioiods als Natriumiodid (Fa. Amersham) erfogt als Kapsel oder Flüssigkeit (per os) oder per Injektion (streng i.v.) wobei spezielle Abschirmmaßnahmen, bauliche Maßnahmen und Vermeidung des Hautkontaktes zum Strahlenschutz des Personals erforderlich sind (dickwandige Bleigefäße, Bleiglass, Bleiwand, Distanzstücke, Bleihüllen für Spritzen, Latex-Handschuhe, Abzug, Abstand etc.). Eine RJ-Kapsel enthält < 1µg Iodid, davon 99% Radioiod.

Die verwendete Aktivität zur Schilddrüsenrestablation beträgt: 3700 MBq = 3,7 GBq Na131I, wobei die gesamte Aktivität am ersten Tag einmalig verabreicht wird.

Bei einer beidseitigen Recurrensparese oder grenzwertig großen Schilddrüsenresten kann die Aktivität halbiert und an zwei aufeinanderfolgenden Tagen appliziert werden (je 1,85 GBq), um die individuelle Verträglichkeit und lokale Entzündungsreaktion besser beurteilen zu können. Wichtig ist zusätzlich eine antiphlogistische Prophylaxe mit steroidalen und nicht-steroidalen Antiphlogistika sowie regelmäßige Kontrollen von Atmung (Stridor) und Stimme (Heiserkeit). Ggf. kann eine Laryngoskopie oder auch Videolaryngoskopie erforderlich werden, um eine akutes Glottis- oder Pharynxödem schnell zu erkennen und entsprechende Gegenmaßnahmen (notfalls auch Tracheotomie) zu treffen (Negele 1997).

Zur Vermeidung einer strahleninduzierten Parotitis muß für ausreichende Flüssigkeitszufuhr (2-3 Liter/Tag) und sauren Geschmacksreiz (Zitronensaft) gesorgt werden, damit es zu einem regelmäßigen Speichelfluß kommt und eine Aktivitätsakkumulation in den Speicheldrüsen vermindert wird (Schicha 1994).

Zusätzlich vermindert eine ausreichende Flüssigkeitszufuhr, forcierte Diurese und damit verbundene schnellere Ausscheidung aus der Blase die im Blutkreislauf zirkulierende, nicht spezifisch gespeicherte Radioaktivität und ist verbunden mit einer wünschenswerten Reduktion der Strahlenexposition für Knochenmark, Magenschleimhaut, Nieren und Blase (Kretschko 1994).

Mit einer speziellen Meßvorrichtung wird täglich die noch im Körper verbliebene Restaktivität gemessen. Wenn die inkorporierte Radioaktivität durch Ausscheidung über Urin, Stuhl, Transpiration, Exhalation und Speichel sowie spontanen Zerfall (HWZ [131]I: 8,1 Tage) unter eine bestimmte gesetzlich festgelegte Grenze (90MBq/in Einzelfällen auch 200MBq) gefallen ist, kann eine planare Ganzkörperszintigraphie zur Überprüfung des Uptakes in das

Schilddrüsenrestgewebe sowie zur Detektion von Metastasen (lymphogen und hämatogen) durchgeführt werden.

Geräte: Für Einzelaufnahmen von Hals, Thorax oder Seitaufnahmen wurden die Kameras: Siemens-Ohio (1975), Picker Digital Dyna Camera (1988) oder Siemens-Diacam (1990) verwendet, zusätzlich wurde die Halsregion mittels ZOOM-Technik vergrößert. Mit der Siemens-Bodyscan (1991) wurden simultan Ganzkörperaufnahmen von dorsal und ventral erstellt, die eine Metastasendetektion bis in die Peripherie zulassen (Dauer ca. 15-20 Minuten - je nach Restaktivität oder Intensität der speichernden Metastasen). Die Fenstereinstellung war: 60% und 100% zur getrennten Beurteilung von Stamm und Extremitäten. Zusätzliche Seitaufnahmen wurden zur Differenzierung zwischen oberflächlichen oder tiefer gelegenen Herden angefertigt.

Die Auswertung erfolgte visuell mit Hilfe von Analogaufnahmen mit vordefinierten Belichtungsparameteren und ggf. zusätzlich am PC. Beide Verfahren sind möglich, da simultan analog und digital aquiriert wird.

Die zuletzt genannten Verfahren sind allerdings erst seit 1988 verfügbar, in der Zeit 1965 - ca.1991 wurde die Ganzkörperszintigraphie mit Scannern (Siemens-Szintimat) durchgeführt, wobei die Acquisitionszeiten zum Teil beträchtlich länger waren (bis zu 2 h).

Unmittelbar vor Durchführung der Szintigraphie mußten sich die Patienten gründlich waschen (einschließlich Haarwäsche) und neu ankleiden (Klinikwäsche), um Kontaminationen zu beseitigen, die häufig durch Urin, Nasenschleim, Speichel oder Schweiß entstehen und zu falsch positiven Befunden bzw. zu Fehlinterpretationen (z.B. Fernmetastasen) hätten führen können. Weiterhin wirkte sich günstig auf die Aufnahmequalität eine unmittelbar vor Szintigraphie durchgeführte Darm- und Blasenentleerung aus, die eine Verminderung der Hintergrundstrahlung („background activity") zur Folge hatte und somit möglicherweise eine Überlagerung kleinerer Herde verhindert. Die Einnahme von flüssiger und fester Speise - ebenfalls unmittelbar vor der Untersuchung - bewirkt eine Säuberung der Speiseröhre und eine Entleerung der Speicheldrüsen, was die Untersuchungsbedingungen der Hals- und Thoraxregion optimiert (Cave: falsch positive zervikale oder mediastinale LK-Metastasen).

Bei Verdacht auf Kontamination erfolgte nach nochmaligem Waschen und ggf. Trinken eine Wiederholung der Ganzkörperszintigraphie oder der Einzelaufnahmen und anschließender Vergleich mit den Voraufnahmen.

Fanden sich RJ-speichernde Metastasen, wurde unmittelbar (vor Einleitung der Suppressionstherapie) mit einer weiteren hochdosierten RJT (s.u.) fortgefahren.

Bei unauffälligem Befund konnte der Patient mit nur geringer Reststrahlung (Grenzwerte abhängig von Bestimmungen der örtlichen Gewerbeaufsichtsämter) entlassen und mit der individuell dosierten Suppressionstherapie mit Schilddrüsenhormon (Thyroxin) begonnen werden (Ziel: TSH-Suppression unterhalb des Normbereiches / der Nachweisgrenze).

Die Anfangsdosis des Levothyroxin betrug bei durchschnittlich schweren und aus kardiologischer Sicht unbedenklichen Patienten 150 μg/Tag und wurde langsam aufgesättigt. Begonnen wurde mit 50 μg/Tag, gesteigert wurde um jeweils 50 μg/3 Tage bis zur vollen Dosis. Bei sehr adipösen oder athletischen Patienten wurde mit einer höheren Anfangsdosis (175-200 μg/Tag); bei kachektischen Patienten wurde mit entsprechend geringerer Anfangsdosis (100-125 μg/Tag) begonnen und ggf. langsamer aufgesättigt.

In jedem Fall erfolgten regelmäßige Kontrolle des klinischen Zustandes des Patienten ambulant (z.B. über den Hausarzt), um hyperthyreote Komplikationen (insbesondere Herzrhythmus-störungen, Schwindel) frühzeitig erkennen zu können. Es wurde ferner darauf geachtet, daß die gesamte Tagesdosis des Schilddrüsenhormons morgens nüchtern eingenommen wurde.

Der TSH-Spiegel wurde erstmalig nach 2-3 Monaten kontrolliert, bis sich ein neues Hormongleichgewicht eingestellt hatte (hohe Proteinbindung an TBG). Am Untersuchungstag (meist morgendliche Blutentnahme) sollte die Tabletteneinnahme entfallen, da dies zu irreleitenden, erhöhten gesamt-T4-Werten führen kann - eine Bestimmung des freien T4 verschafft meist Klarheit. Die Einnahme von Östrogenpräparaten kann aufgrund von erhöhten TBG-Konzentrationen (Thyroxin-bindendes-Protein) eine Erhöhung der gesamt-T4-Werte verursachen und ebenfalls Fehlinterpretationen zulassen (Pfannenstiel 1997).

Auch in unserer Abteilung wurde die Bestimmung des freien-T4 routinemäßig durchgeführt und nach Bedarf die Suppressionsdosis dann individuell angepaßt. Nach einer Dosisänderung wurde im Abstand von 2-3 Monaten nachkontrolliert mit dem Ziel, den thyreohypophysären Regelkreis vollständig zu blockieren und so ein durch TSH-Stimulation möglicherweise begünstigtes Tumorwachstum zu vermeiden.

3.1.3 Strahlentherapie

In einigen Fällen wurde postoperativ - insbesondere bei ausgedehntem Befund oder Lymphangiosis karzinomatosa (histologisch) - eine externe Radiatio der Halsregion durchgeführt. Diese Daten wurden bei der Studie ebenfalls erfaßt und berücksichtigt.

In anderen Fällen wurde vor der RJT auch eine externe Bestrahlung unterschiedlicher Dosen einzelner peripherer Herde (meist ossäre Metastasen) mit besonderer lokaler Problematik durchgeführt. Die überwiegende Zahl der Metastasen wurde jedoch primär nicht extern bestrahlt, sondern ausschließlich mit RJT behandelt.

Miterfaßt wurden alle bestrahlten Regionen (zentral oder peripher) und die jeweilige Dosis in Gy.

3.2 Therapie und Nachsorge des metastasierten, differenzierten Schilddrüsenkarzinoms

Bei jeder bösartigen Neubildung ist nach Beendigung der Primärtherapie eine vom Primärtumor abhängige Nachsorge erforderlich, die beim Schilddrüsenkarzinom in der MHH lebenslang durchgeführt wird. Die Begründung für eine lebenslange und nicht etwa nur 5 Jahre andauernde Nachsorge liegt in der nicht seltenen Spätrezidivrate (Sophocleous 1994) aufgrund des vergleichsweise langsamen Tumorwachstums und der nicht immer leicht einzustellenden Suppressionstherapie. Für eine Weiterführung der Nachsorge spricht auch die einfache Durchführbarkeit der Tumormarker-Bestimmung und die hohe Sensitivität.

Nach Ablauf von 10 Jahren können die Kontrollen allerdings in größerem Abstand durchgeführt und unter Umständen bei älteren oder instabilen Patienten ganz auf eine stationäre RJ-Ganzkörperszintigraphie (die z.Z. noch eine SD-Hormon-Karenz erforderlich macht) verzichtet werden - einen unauffälligen Verlauf vorausgesetzt. Bei langandauernder Metastasentherapie setzt die Nachsorge nach Beendigung der RJT ein und kann ebenfalls nach ca. 10-jährigem unauffälligen Verlauf modifiziert werden (siehe unten: Nachsorgeschema der MHH).

Neben der Früherkennung von Lokalrezidiven und Re-Metastasierungen sollen auch mögliche Spätmanifestationen der RJT-typischen Nebenwirkungen bzw. Sekundärtumore frühzeitig erkannt werden, um entsprechende Gegenmaßnahmen zu treffen. Zusätzlich kann eine Hilfestellung bei sozialen Maßnahmen (psychologische und genetische Beratung, Abschätzung des Mutationsrisikos bei Schwangerschaft nach RJT, Rehabilitation) und bei der Behandlung von Folgen der Primärtherapie (Narbenbehandlung, Osteoporoseprophylaxe, Calciumsubstitution, Sprachübungsbehandlung) gegeben werden.

Anstelle der endogenen TSH-Stimulation nach Absetzten der SD-Hormone kann in naher Zukunft die Injektion von rekombinantem, humanen TSH (rhTSH) erfolgen. Diese Methode ist z.Z. noch in der klinischen Erprobung und wird unter Umständen bald in einigen problematischen Fällen das Absetzten der Levothyroxinmedikation mit der entsprechenden unerwünschten hypothyreoten Symptomatik ablösen (Cole 1993). In einzelnen Fällen wurde die Substanz in Deutschland bereits im Rahmen von Heilversuchen verwendet (Ringel 1996, Luster 1998).

3.2.1 Nachsorgeschema der MHH

Tabelle 3: Nachsorgeschema der MHH des differenzierten SD-Karzinoms im Stadium I / II -"low risk" (nach der WHO-Klassifikation)

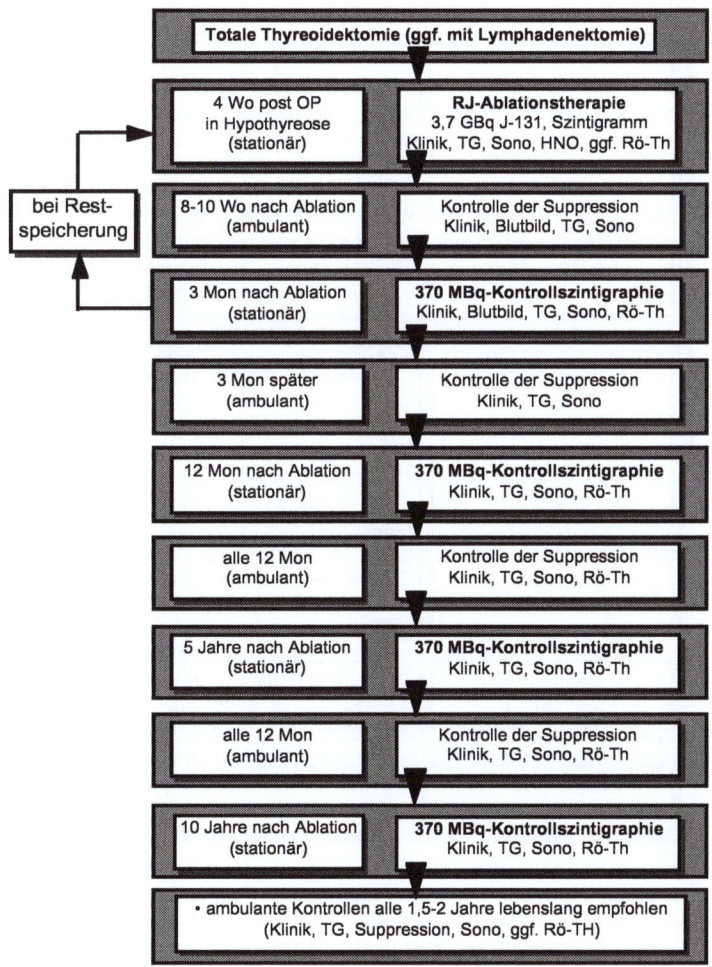

Tabelle 4: Nachsorgeschema der MHH des differenzierten SD-Karzinoms im Stadium III / IV - „high risk" (nach der WHO-Klassifikation)

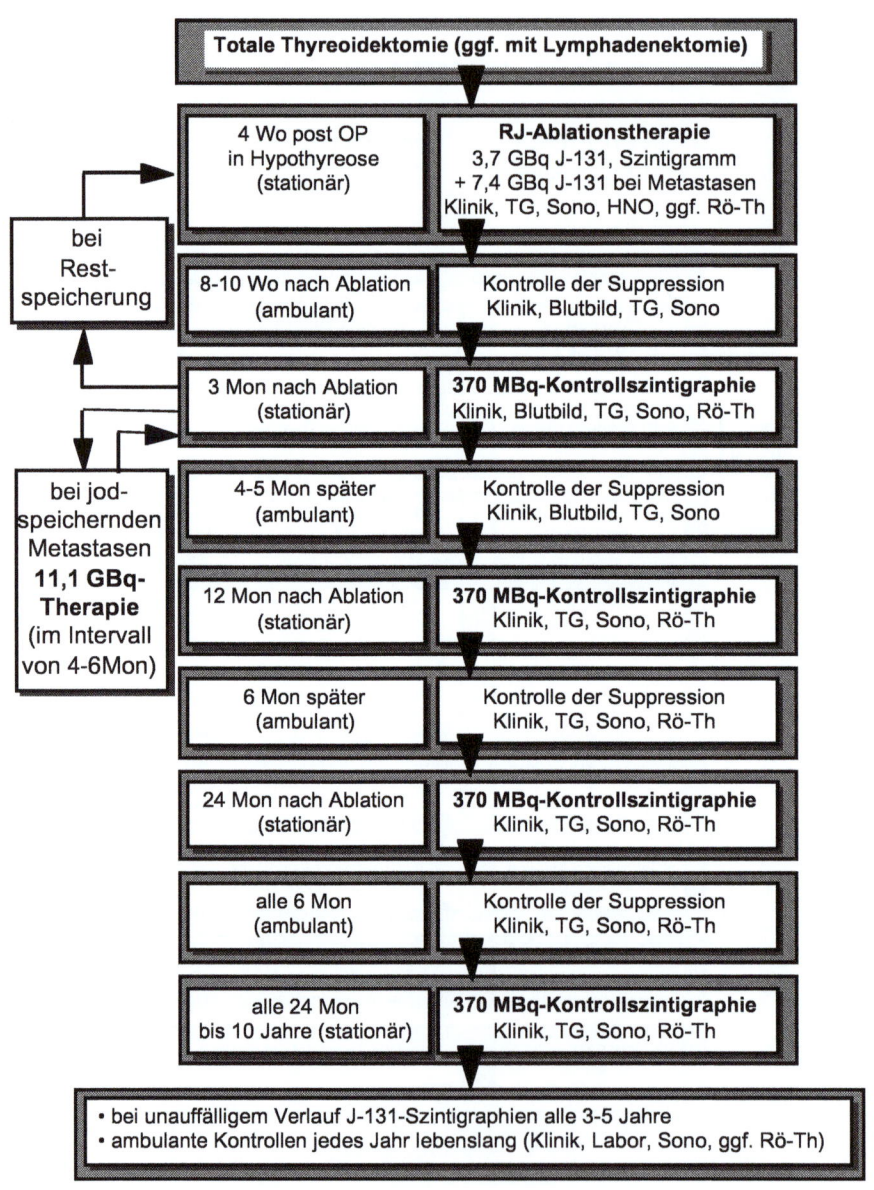

3.2.2 Zervikale Sonographie

Seit 1981/82 gehört die zervikale Sonographie zur Routinediagnostik im Staging und zur Verlaufskontrolle der SD-Karzinome. Die zervikale Sonographie stellt ein schonendes, einfach verfügbares und sicheres Verfahren zur Volumetrie der SD-Reste, zur Rezidivdiagnostik und zur Lymphknotenbeurteilung und Vermessung dar (Picker LS 3000/CS 9000; 5-7,5 MHz-Schallkopf).

Mit Hilfe der sonographisch gesteuerten Punktion (Sensitivität 80-90%) (Pfannenstiel 1997) können auch kleinere Raumforderungen oder Lymphknoten (< 1cm) punktiert und zytologisch ausgewertet werden. Die Untersuchung wird in Rückenlage mit überstrecktem Kopf durchgeführt, der Patient darf während der Punktion nicht sprechen oder schlucken. Während der Punktion wird die Nadel fächerförmig in der RF unter mehrfacher Aspiration bewegt und muß sich gerade bei kleinen oder gefäßnahen Strukturen unter ständiger Ultraschallsicht befinden. Die entnommenen Proben werden sofort auf Objektträger ausgestrichen, luftgetrocknet und ohne weitere Konservierung eingesandt. Anschließend genügt eine manuelle Kompression über ca. 3-5 Minuten zur Blutstillung. Vorsicht ist bei retrosternal gelegenen Befunden geboten, da hier eine Kompression bei Gefäßverletzungen nicht möglich ist; eine Marcumartherapie stellt eine Kontra-indikation dar (Kanülen: Sterican 20G-24G, Spritzenhalterung: Cameco 20 ml).

Die Dokumentation der Lymphknotenbefunde erfolgt auf einer Skizze (nach Dralle) mit Eintrag von Größe, Anzahl und Zuordnung zu den Halskompartimenten und Beziehung der LK zu den Leitstrukturen (Trachea, Ösophagus, Arterien, Venen, Muskeln, etc.).

Der sonographische Befund wird stets mit der RJ-Szintigraphie oder anderen morphologischen Untersuchungen (CT, MRT, PET) verglichen. Die Sonographie stellt in der Nachsorge die am häufigsten eingesetzte Methode dar.

Seit 1996 kommt bei speziellen Fragestellungen die Dopplersonographie (Siemens Sonoline versa pro 3,5-7,5 MHz-Schallkopf) insbesondere bei der Differenzierung zwischen kleinem Gefäß oder LK/RF zum Einsatz. Sie kann aber aufgrund der z.Z. noch sporadischen Verwendung in dieser Studie nicht berücksichtigt werden.

Bei unauffälliger Kontrolluntersuchung wird der Patient einmal pro Jahr einbestellt, bei suspektem Befund sind Intervalle von 3-6 Monaten (in Einzelfällen auch kürzer) üblich.

Besonders bei Kindern ist die zervikale Sonographie aufgrund der fehlenden Strahlenexposition das diagnostische Verfahren der ersten Wahl.

3.2.3 Nuklearmedizinische Verfahren

Bei stationären oder ambulanten Kontrollen werden im Rahmen der Nachsorge bzw. der Metastasentherapie neben den für SD-Karzinome bzw. die Suppressionstherapie spezifische Lokal- oder Allgemeinbeschwerden genaue Angaben bezüglich der möglichen Komplikationen der Hochdosis-RJT erfaßt. Der zervikale Tastbefund einschließlich der betreffenden Lymphknotenstationen und eine zervikale Sonographie ergänzen die Nachsorgeuntersuchung.

Das wichtigste diagnostische Verfahren ist die RJ-Ganzkörperszintigraphie, die aus Strahlenschutzgründen nur stationär möglich ist.

Die zunächst (als Kapsel) verabreichte diagnostische Aktivität beträgt 370 MBq 131I (=10mCi). Treten unter dieser Applikation pathologische Speicherungen im Sinne von Metastasen auf, wird mit einer sehr viel höheren Aktivität (11,1 GBq = 300 mCi) therapiert. Die Standardaktivität bei Metastasen von 11,1 GBq wird in Abhängigkeit vom Speicherverhalten der Metastasen und Blutbild bzw. Allgemeinzustand des Patienten fraktioniert (3,7 + 7,4 GBq innerhalb von einer Woche). In Einzelfällen wird auch mit 18,5 GBq innerhalb von zwei Wochen oder bei sehr langer effektiver Halbwertzeit mit nur 3,7 oder 7,4 GBq therapiert, um die Knochenmarksdosis nicht in kurzer Zeit zu stark ansteigen zu lassen und so den Krankenhausaufenthalt möglichst kurz halten zu können.

Besonders bei cerebralen oder Wirbelsäulenmetastasen mit Einbruch in den Spinalkanal ist mit besonderer Vorsicht zu dosieren, da unter der lokalen Strahlenwirkung mit einer Schwellung der Metastasen mit den entsprechenden neurologischen Komplikationen zu rechnen ist (Ödemprophylaxe). In dieser Studie wurden neben den wichtigsten Nebenwirkungen der RJT auch die Komplikationen / Todesursachen durch die Grunderkrankung - soweit bekannt - im fortgeschrittenen Stadium miterfaßt.

Unmittelbar nach Applikation der letzten Therapiedosis wird bereits die Suppressionstherapie mit Levothyroxin eingeleitet.

Bei besonderen Fragestellungen und zur Therapiekontrolle nach Metastasenbehandlung stehen neben der RJ-Szintigraphie noch verschiedene nuklearmedizinische Untersuchungsmethoden zur Verfügung, die z.T. regelmäßig oder ergänzend zu anderen Verfahren im Rahmen der Nachsorge des SD-Karzinoms eingesetzt wurden bzw. werden:

aktuelle Verfahren:

- Knochenszintigraphie (Detektion von Knochenmetastasen)
- Sesta-MIBI-Szintigraphie (unspezifische Tumorsuche)

- Granulozyten-AK-Knochenmarksszintigraphie
  (bei V.a. Knochenmarksinfiltration)
- Parotisszintigraphie (bei Speichelabflußstörungen nach RJT)
- Nierenszintigraphie (bei Nierentumoren und Funktionsstörungen)
- Nebenschilddrüsenszintigraphie (bei zervikaler RF in Verbindung
  mit erhöhtem iPTH)
- Leberszintigraphie (Dignität intrahepatischer Herde)
- Positronenemissionstomographie (PET mit FDG) (Rezidiv-/
  Metastasensuche, Dignitätsprüfung von morphologischen Substraten),
  Gerät: Cyclotron-Corporation PC 4200 (1979), Siemens-E-Cat 951
  (1990)

*ältere Verfahren, die heutzutage überwiegend durch andere
bildgebende Verfahren ersetzt sind:*

- Thalliumszintigraphie (unspezifische Tumorsuche)
- Hirnszintigraphie (Detektion von cerebralen Metastasen)
- Pankreasszintigraphie (Detektion von Pankreasmetastasen)
- Lungenszintigraphie (Detektion von Lungenmetastasen)

In Einzelfällen besteht die Möglichkeit der palliativen und analgetischen Behandlung von Knochenmetastasen mit Rhenium-186 (Maxon 1990) oder Strontium-89 (Blake 1986) beim SD-Karzinom (und auch bei anderen Tumoren). Die Rhenium-186-Therapie kann insbesondere auch bei fehlender RJ-Speicherung unter der Voraussetzung eines lokal vermehrten Knochenumbaus (also bei positiver Knochenszintigraphie) angewendet werden. Aufgrund der nur vereinzelten Anwendung wurde die palliative ^{186}Re- bzw. ^{89}Sr-Therapie in dieser Studie nicht berücksichtigt.

3.2.4 Radiologische Verfahren

Standardverfahren in der Nachsorge und bei der Verlaufsbeurteilung von SD-Karzinomen sind konventionelle Nativaufnahmen (Röntgen-Thorax, Skelettröntgen) bei der Metastasensuche und der Beurteilung des Therapieerfolgs im Verlauf (Resklerosierung) und der Stabilität in der Abschätzung der Frakturgefährdung bei Knochenmetastasen. Die Knochenszintigraphie bietet sich dabei wegen der hohen Sensitivität als Erstuntersuchung an - einzelne, verdächtige Läsionen sollten wegen der mangelden Spezifität mittels Röntgen kontrolliert werden (Thurn, Bücheler 1992).

Bei Unklarheit und kleineren Befunden sowie Verdacht auf Leber- oder Hirnmetastasen (Lange 1998) wird die Computertomographie (CT) eingesetzt, die noch genauere Ergebnisse liefert und zudem die Gewinnung von zytologischen / histologischen Materials bei schwer zugänglichen Raumforderungen mittels CT-gesteuerter Punktion erlaubt. Die CT ist ebenfalls zur Beurteilung des Therapieerfolges und der Operabilität von Knochenmetastasen oder der Indikationsstellung zur externen Radiatio von Metastasen erforderlich. Vor RJT bei größeren Wirbelsäulenmetastasen kann mit Hilfe der CT/MRT das Risiko einer Myelonkompression abgeschätzt werden (Wegener 1992).

Ein neueres bildgebendes Verfahren, welches seit 1986 in unserem Institut seinen Einsatz im Staging des differenzierten SD-Karzinoms gefunden und untermauert hat ist die Magnetresonanztomographie - MRT - (Gerät: Siemens Magnetom, 1.0 Tesla, Rechnersystem: VAX 730/750). Mit Hilfe der MRT unter Verwendung von kontrastmittelunterstützten Aufnahmen ist eine noch genauere Beurteilung des Mediastinums, der tieferen Halsregion, der intracraniellen Strukturen und des Wirbelkanals bei größerem Auflösungsvermögen und besserem Weichteilkontrast möglich (Takashima 1998).

Insbesondere bei der Lymphknoten- und Rezidivdiagnostik im Hals-/Thoraxbereich ist die MRT das morphologische Verfahren mit der größten Treffsicherheit (Som 1994). Im Einzelfall kann der Einsatz der „Imagefusion-Technik" - einer Überlagerung von MRT und PET - bei der Differenzierung von Narbe und Rezidiv/Tumor sinnvoll sein (Uematsu 1998). Da dieses Verfahren sehr aufwendig ist und entsprechende Technologien voraussetzt, kann das Imagefusionverfahren in nächster Zukunft wohl noch nicht ubiquitär verfügbar sein, weitere Entwicklungen bleiben jedoch abzuwarten. In vielen Fällen ist der Vergleich von radiologischen (überwiegend morphologischen) und nuklearmedizinischen (überwiegend funktionellen) Aufnahmen wichtiger Bestandteil in der Beurteilung bei der Frage nach Rezidiv oder Metastasierung eines differenzierten SD-Karzinoms.

Ein wichtiges therapeutisches, radiologisches Verfahren nicht nur bei der lokalen Primärtherapie ist die externe Bestrahlung einzelner schmerzhafter, nicht RJ-speichernder Herde. Dies gilt insbesondere für instabile periphere, im Bereich der Wirbelsäule oder der Schädelbasis lokalisierter Knochenmetastasen, die einer akuten Behandlung bedürfen oder eine neurologische Komplikation auszulösen oder einer absehbaren pathologischen Fraktur zu obliegen drohen (Teller 1984, Schlumberger 1996). Die Indikation kann palliativ, adjuvant oder prophylaktisch sein - letzteres insbesondere lokoregionär (Heinze 1987). Zeitpunkt, Dosis und Lokalisation der externen Radiatio wurden bei den betreffenden, einzelnen Patienten dieser Studie dokumentiert und miterfaßt.

3.2.5 Laborchemische Verfahren

Seit Mitte der siebziger Jahre wird in der Tumornachsorge des differenzierten Schilddrüsenkarzinoms die Bestimmung des humanen Thyreoglobulin (660 kD) als spezifischer Tumormarker eingesetzt. Thyreoglobulin ist ein von Thyreozyten (und auch von relativ differenzierten Schilddrüsen-Tumorzellen) im endoplasmatischen Retikulum synthetisiertes Glykoprotein, das normalerweise in das Follikellumen sezerniert wird. Es stellt die Speicherform der Schild-drüsenhormone dar und ist physiologisch bei intakter Schilddrüse gering im Blut nachweisbar (Norm < 50 ng/ml) (Pfannenstiel 1997).

Gering erhöhte Werte findet man bei untergehendem Schilddrüsengewebe z.B. infolge starker regressiver Veränderungen oder auch deutlich erhöhte Werte (jedoch relativ unspezifisch) bei Schilddrüsen-Tumoren bei noch vorhandener Schilddrüse. Erst nach totaler Thyreoidektomie und anschließender RJT ist das Thyreoglobulin als Tumormarker sehr aussagefähig und sensitiv (Reiners 1994).

Neben der Bestimmung des Thyreoglobulin selbst ist auch die Bestimmung der Thyreoglobulin-Wiederfindung (WF [%]) von Bedeutung, die die Anwesenheit von Anti-Thyreoglobulin-Antikörpern (Anti-TG-AK) indirekt anzeigt und damit die Zuverlässigkeit der Thyreoglobulinbestimmung widerspiegelt. Die Thyreoglobulinwiederfindung sollte zwischen 70 und 130% liegen, um eine zuverlässige Aussagekraft des Tests zu gewährleisten (Pfannenstiel 1997).

Alle in dieser Studie aufgeführten Thyreoglobulinwerte wurden auf Anwesenheit von TG-AK untersucht und nur solche Thyreoglobulinwerte wurden berücksichtigt, die gleichzeitig eine zuverlässige Thyreoglobulin-Wiederfindung aufwiesen.

An der MHH wird die Bestimmung des Thyreoglobulin seit 1990 mit einem Kit der Firma Henning-Berlin durchgeführt, wobei Werte <2ng/ml als normal, Werte von 2-4 ng/ml als Graubereich und Werte >4 ng/ml als pathologisch gelten (nach Thyreoidektomie). Die Bestimmung unter TSH-Suppressionsbedingungen liefert im Vergleich zur Bestimmung unter TSH-Stimulation deutlich niedrigere Werte. Der Thyreoglobulinmessung wird unter Suppressionsbedingungen eine Sensitivität von 85% und unter Stimulation sogar von 95% zugeschrieben (Sophocleous 1994).

Außer der Bestimmung des Thyreoglobulin werden als Ausgangsbefund routinemäßig Calcitonin und CEA als Marker für medulläre oder ana-plastische Schilddrüsentumore (Reiners 1994) mitbestimmt, um eine entdifferenzierte Komponente der papillären und follikulären Karzinome möglichst auszuschließen.

In diese Studie wurden Patienten mit medullärer oder anaplastischer

Komponente (histologisch) bzw. pathologischen CEA- oder Calcitoninwerten nicht aufgenommen und die TG-Werte jedes stationären Aufenthalts der Patienten als Verlaufskontrollparameter miterfaßt.

Als Ausgangsbefund nach Diagnosestellung und vor jeder erneuten RJT wird seit 1982 die Bestimmung der Iodkontamination mittels Messung der Iodausssscheidung im Urin bestimmt, da eine vermehrte Iodzufuhr (Röntgenkontrastmittel, Amiodaron, Augentropfen, Iodtinkturen, etc.) die Aussagekraft der RJ-Ganzkörperszintigraphie und auch eine RJ-Speicherung der Metastasen vermindern kann. Eine vermehrte Iodzufuhr sollte daher in jedem Fall vor hochdosierter RJT vermieden werden. Bei vitaler Indikation (z.B. Kontrastmittelgabe bei Herzkatheter-Untersuchungen) kann die RJT unter Umständen verschoben werden bis sich normale Iodausscheidungswerte (<100 µg J / g Kreatinin) ergeben oder vor Kontrastmittel-Applikation die Iodaufnahme (in SD-Rest und Metastasen) durch Perchlorat blockiert werden (Köhrle 1987).

Vor Beginn einer jeden RJT wird mittels ß-HCG-Bestimmung im Urin eine Schwangerschaft bei jeder Patientin ausgeschlossen. Sicherheitshalber wird den Patientinnen nach einer RJT empfohlen, innerhalb der folgenden 6 Monate eine Empfängnis zu vermeiden. Dies gilt auch für Partnerinnen von männlichen SD-Patienten. Strahleninduzierte Fruchtschäden können so wirksam verhindert werden (Ehrenheim 1997). Wird trotz negativen Schwangerschaftstests nach abgeschlossener RJT bekannt, daß eine Schwangerschaft während oder kurz nach der Strahlenexposition vorlag, so wird zu einem Abbruch der Schwangerschaft wegen erhöhter Mißbildungsrate geraten (Schicha 1994).

Ebenfalls routinemäßig wird die Kontrolle des Serumcalciumspiegels und anfangs auch eine Bestimmung des intakten Parathormons durchgeführt, da nach vollendeter Primärtherapie eine Dysfunktion oder Fehlfunktion der Nebenschilddrüsen mit resultierender Hypocalciämie vorkommen kann. Im Falle eines dauerhaften Hypoparathyreoidismus (HPT) ist neben der Calciumsubstitution ggf. auch die zusätzlicher Gabe von Vitamin-D-Vorstufen erforderlich (Reiners 1994).

Besonders während der ersten RJT nach Thyreoidektomie sollte auf einen HPT geachtet werden, um die durch Hypocalciämie bedingten Komplikationen nach Inkorporation des Radioiods unbedingt zu vermeiden.

Da es durch jede RJT zu einer Strahlenexposition des blutbildenden Knochenmarks kommt und eine genaue Vorausberechnung der individuellen Strahlenwirkung der inkorporierten Radioaktivität nicht möglich ist, stellt eine regelmäßige Kontrolle des Differentialblutbildes und ggf. des Knochenmarks selbst durch Knochenmarkspunktion eine entscheidende Sicherheitsmaßnahme dar. Im Zeitraum von 1967 bis 1990 wurde nach jeder Hochdosis-RJT (300-500 mCi) neben der Blutbildkotrolle eine Sternal- oder Beckenkammpunktion durchgeführt, von deren Ergebnis die Fortsetzung der Therapie abhängig gemacht wurde. Seit 1990 wird routinemäßig nur noch eine Kontrolle der peripheren Blutparameter durchgeführt und dabei insbesondere auf eine Thrombopenie bzw. Leukopenie geachtet.

In welchem Maße eine Knochenmarksschädigung nach RJ-Exposition zum Abbruch der RJT führte, sollte in dieser Studie untersucht werden. Beobachtet wurden neben reversiblen Knochenmarksschäden bis hin zur Knochenmarksaplasie auch in Einzelfällen die Entstehung von myeloproliferativen Erkrankungen.

3.2.6 Chirurgische Verfahren

Bei der Diagnosestellung, Primärtherapie oder Metastasenversorgung (in Einzelfällen) verwendete Operationsverfahren wurden bei unserem Patientengut miterfaßt und z.T. bezüglich der Bedeutung der Diagnosesicherung und Prognoseverbesserung beurteilt.

In der MHH werden im Zusammenhang mit der chirurgischen Therapie der Schilddrüsenkarzinome und Metastasen folgende Operationsmodalitäten verwendet:

Allgemeinchirurgie (ACH):	Thyreoidektomie (einzeitig, zweizeitig, total, subtotal, R1)
	Lymphadenektomie (zervikal, axillär, media stinal)
	Neckdissektion (selektiv, radikal)
	Trachealplastik, Laryngektomie, Ösophagusplastik
	Nephrektomie, Leberteilresektion
Thoraxchirugie (THG):	Lungenteilresektion, Rippenresektion
Neurochirurgie (NCH):	Craniotomie (cranielle, extracranielle Herde)
	Resektion spinaler, paravertebraler Metastasen
Unfallchirurgie (UCH):	Laminektomie, Wirbelkörperresektion (Verbundosteosynthese)
	Amputation, Muskelresektion
	Spongiosaplastik u. Osteosynthese bei pathologischen Frakturen

3.2.7 Sonstige Konsiliaruntersuchungen

Die Behandlung und Nachsorge des metastasierenden Schilddrüsenkarzinoms erfordert aufgrund des nicht selten komplikationsbehafteten Verlaufs ein interdisziplinär ausgerichtetes Therapiemanagement, das im einzelnen in dieser Arbeit nicht berücksichtigt werden konnte, aber der Vollständigkeit halber kurz erläutert werden soll. Dabei soll über die Feststellung der möglichen tumorbegingten Komplikationen das Spektrum der benötigten Fachabteilungen veranschaulicht werden. Individuell werden je nach Beschwerdebild folgende Fachdisziplinen zur Mitbehandlung konsultiert:

- Phoniatrie / HNO-Abteilung: Beurteilung der Stimmbandbeweglichkeit vor RJT und bei Neuauftreten spezifischer Beschwerden (Heiserkeit, Stridor, Laryngitis etc.), Stimmübungsbehandlung.
- Strahlentherapie, Onkologie: bei nachlassender RJ-Speicherung und Tumorprogreß mit V.a. zunehmende Entdifferenzierung zur adjuvanten Radiatio oder Chemotherapie (ultima ratio), Chemoembolisation (Lebermetastasen).
- Neurologie: bei (V.a.) Infiltration des ZNS mit/ohne neurologische Defizite (Paresen, Hirndruck, Somnolenz, etc.), Liquorpunktion.
- Anaesthesie, Schmerzambulanz: zur analgetischen Therapie mit z.B. Morphinpräparaten, Plexusblockaden bei Infiltration neurogener Strukturen mit extremer Schmerzsymptomatik
- Orthopädie, physikalische Therapie: zur Verbesserung der Mobilität nach Paresen oder zur Stabilisierung bei drohender Frakturgefahr (Korsett, Stützverband, etc.)
- psychologische und sozialmedizinische Beratung: Selbsthilfegruppen, Sozialdienste vor Ort, psychologische Beratung, Hilfestellung bei Rehabilitationsmaßnahmen, Anschlußheilbehandlungen oder Kuraufenthalten, Beantragung von Haushaltshilfen
- Endokrinologie: Kontrolle der hormonellen Regelkreise bei V.a. Hypophseninsuffizienz mit mangelhafter endogener TSH-Produktion, HPT etc.

4 Ergebnisse

4.1 Inzidenz der SD-Karzinome im Stadium M1

Seit Mitte der 60-er Jahre werden in der Medizinischen Hochschule Hannover (MHH) differenzierte SD-Karzinome mit RJT behandelt. In Abb. 1 sind Neuerkrankungen (gesamt) im Raum Hannover/Süd-Niedersachsen pro Jahr bis einschließlich 1997 dargestellt und den Neuerkrankungen im Stadium M1 gegenüber gestellt:

Abb. 1: Inzidenz der SD-Karzinome und der Tumore im M1-Stadium im Raum Hannover/Süd-Niedersachsen (Einzugsgebiet der MHH)

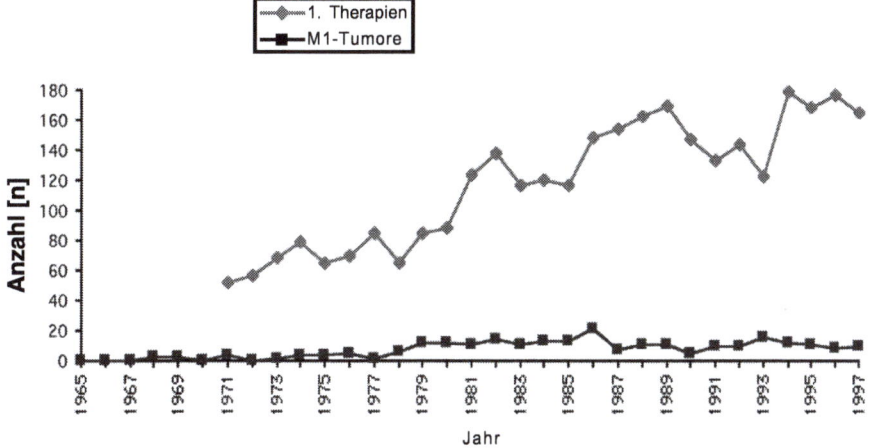

Dabei ist festzustellen, daß die Zahl der SD-Karzinome pro Jahr bis in die 90-er Jahre kontinuierlich zugenommen und sich bei einer Zahl von ca. 180 Neuerkrankungen pro Jahr eingependelt hat.

Der relative Anteil an M1-Erkrankungen liegt bei 8% im Mittel, eine initiale Knochenbeteiligung fand sich im Mittel bei 3,1% der Patienten, wie graphisch in Abb. 2 dargestellt:

Abb. 2: Inzidenz der M1-Tumore im Raum Hannover/Süd-Niedersachsen gesamt und mit Knochenmetastasen

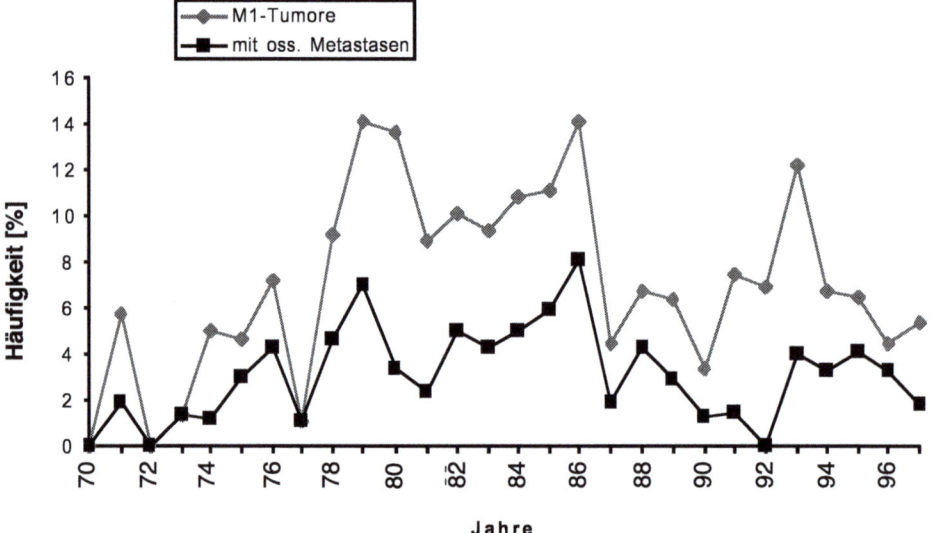

4.2 Histologie der Primärtumore

Vor Durchführung der RJT steht die Thyreoidektomie mit oder ohne Lymphadenektomie zum Teil auch mit Resektion einzelner Metastasen. Tabelle 5 zeigt nun zunächst die Verteilung der unterschiedlichen histologischen Tumortypen der primär metastasierten SD-Karzinome einschließlich der partiellen onkozytären Subdifferenzierung anhand der pathologischen Begutachtung des Operationsmaterials und den prozentualen Anteil am M1-Kollektiv sowie am Gesamtkollektiv (3088 Patienten). Dabei ist ein relativ ausgewogenes Verhältnis zwischen papillärer und follikulärer Differenzierung festzustellen, eine onkozytärer Subdifferenzierung ist eher selten:

40

Tabelle 5: Häufigkeit und relative Anteile der M1-Tumore nach Histologie

Histologie	M1-Patienten Anzahl [n]	M1-Patienten Anteil [%]	Gesamtkollektiv Anteil [%]
papillär	119	49,0	3,9
follikulär	102	42,0	3,3
pap-onkozytär	4	1,7	0,1
foll-onkozytär	18	7,3	0,6
Summe	243	100	7,9

Im folgenden sind histologische Beispiele (Abb. 3-12) von Primärtumoren und Metastasen aufgeführt:

Abb. 3: Histologie: papilläres Schilddrüsenkarzinom als Primär-TU, HE-Färbung, gut gekapselt, Psammonkörper, Vergrößerung: 350-fach

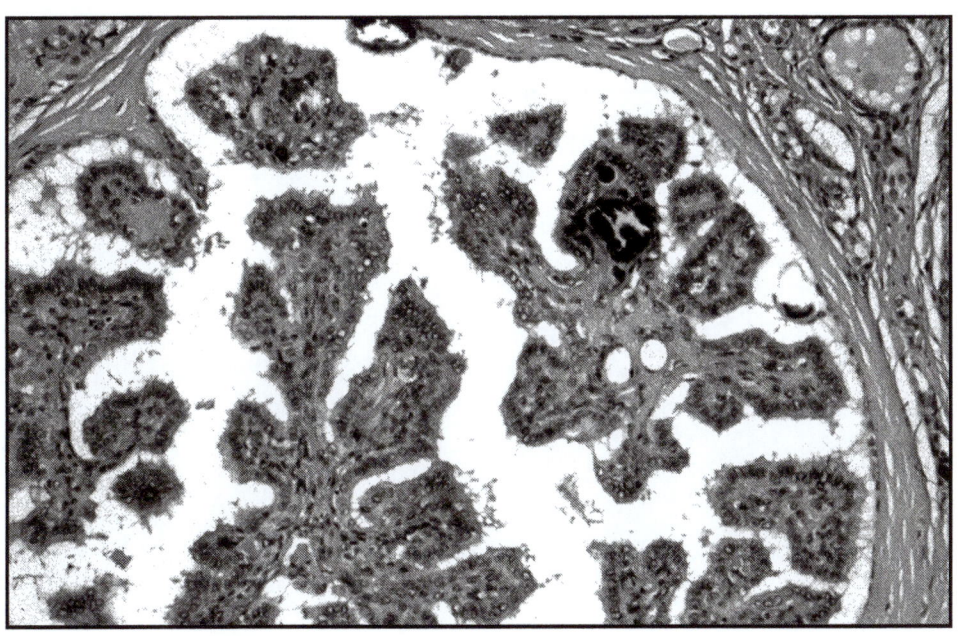

Abb. 4: Histologie: papilläres Schilddrüsenkarzinom als Primär-TU, immunhisto-chemische Färbung: TG positiv, Vergrößerung: 350-fach

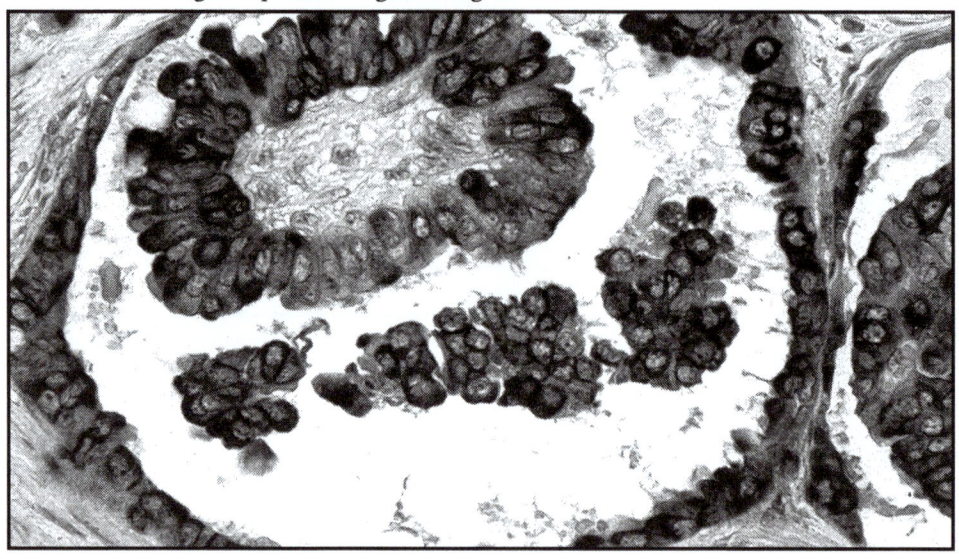

Abb. 5: Histologie: papilläres Schilddrüsenkarzinom als Lungenmetastase, HE-Färbung, Vergrößerung: 56-fach

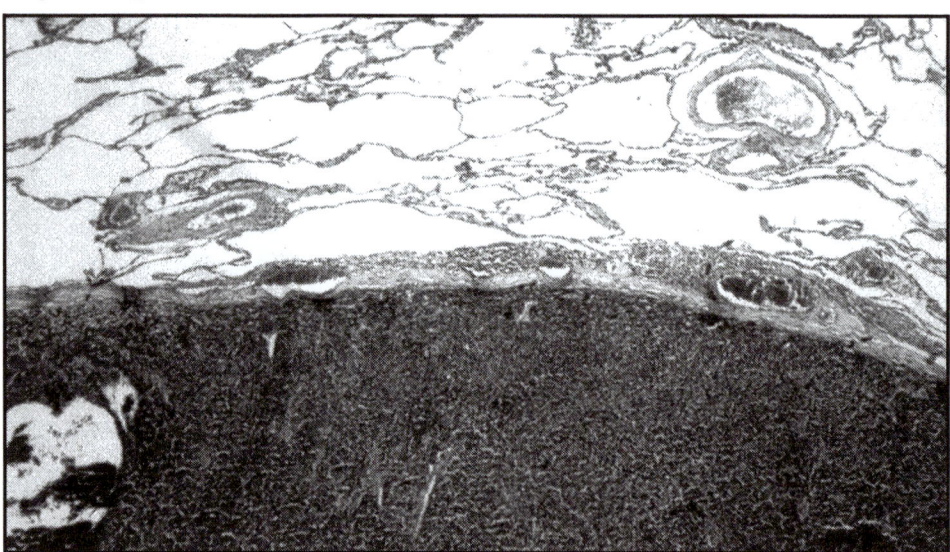

Abb. 6: Histologie: papilläres Schilddrüsenkarzinom als Lungenmetastase, HE-Färbung, Vergrößerung: 140-fach

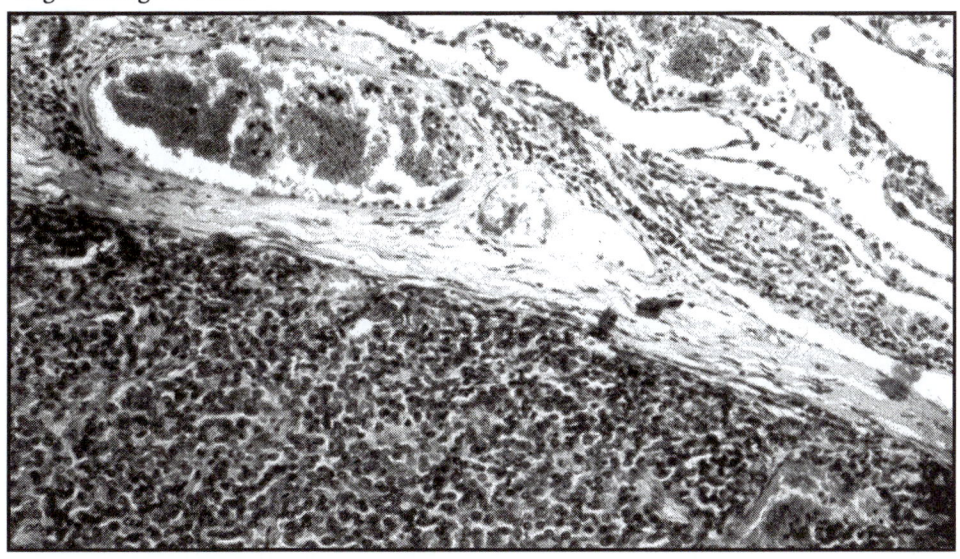

Abb. 7: Histologie: papilläres Schilddrüsenkarzinom als Knochenmetastase, HE-Färbung Vergrößerung: 140-fach

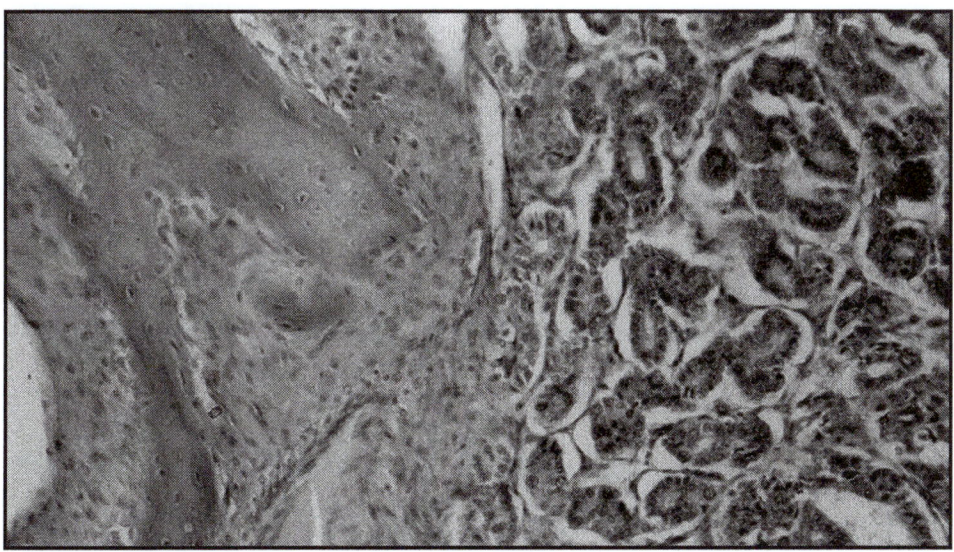

Abb. 8: Histologie: follikuläres Schilddrüsenkarzinom als Primär-TU, HE-Färbung, grob invasiver Typ, Vergrößerung: 140-fach

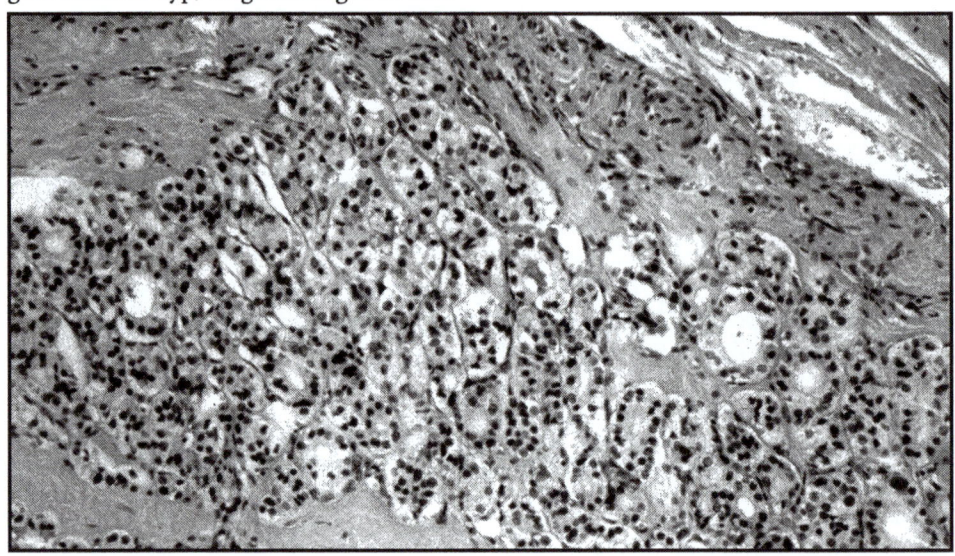

Abb. 9: Histologie: follikuläres Schilddrüsenkarzinom als Primärtumor, HE-Färbung Vergrößerung: 350-fach

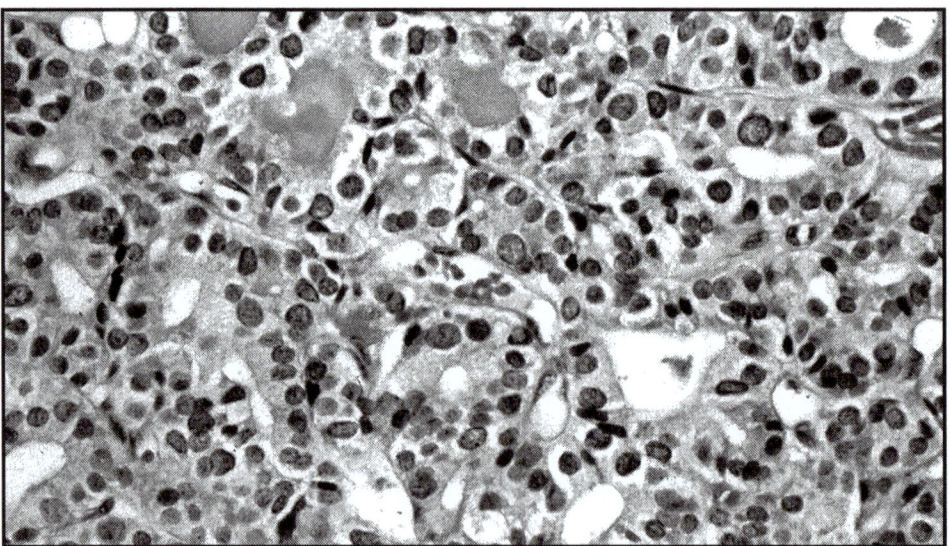

Abb. 10: Histologie: follikuläres Schilddrüsenkarzinom als Primär-TU,
TG-Färbung, Vergrößerung: 350-fach

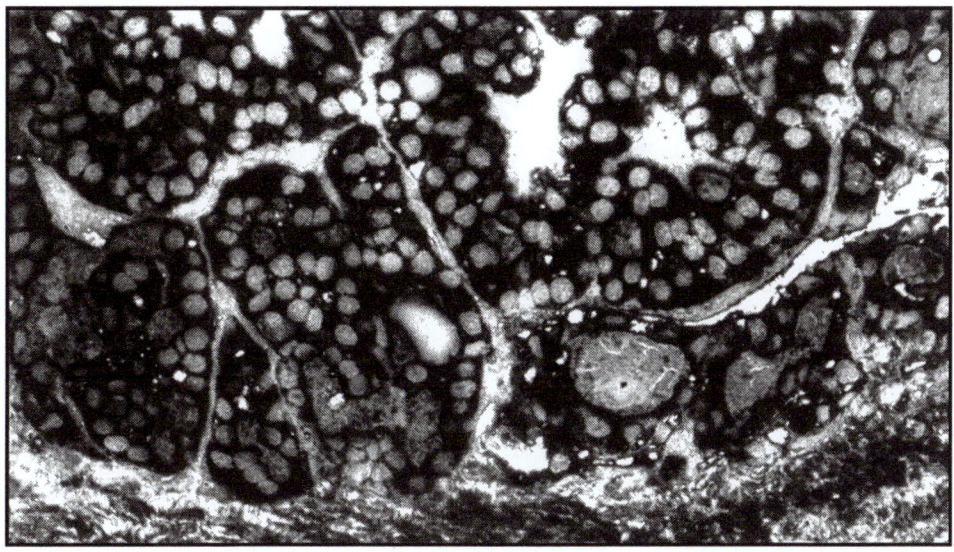

Abb. 11: Histologie: follikuläres Schilddrüsenkarzinom als Knochenmetastase, HE-Färbung
Vergrößerung: 140-fach

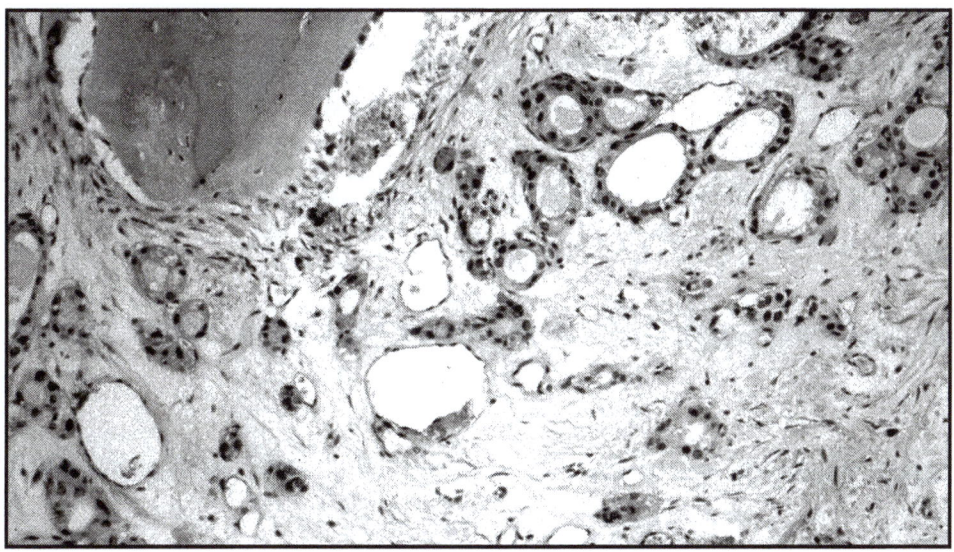

Abb. 12: Histologie: follikuläres Schilddrüsenkarzinom als Knochenmetastase, TG-Färbung
Vergrößerung: 140-fach

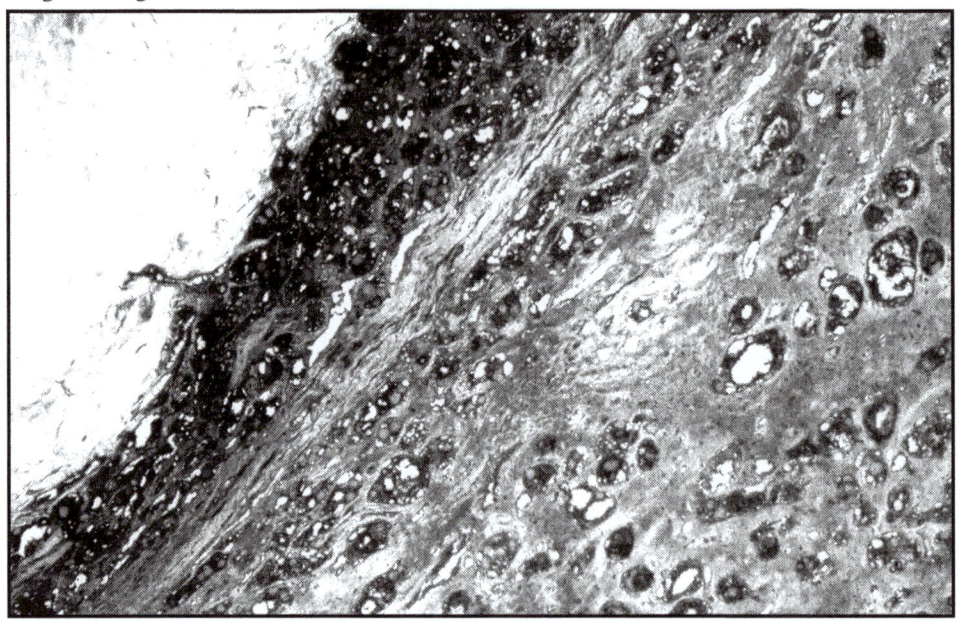

4.3 Altersverteilung der Patienten

Das mittlere Alter der Patienten bei Diagnosestellung im Stadium M1 betrug 55,2 Jahre und ist somit deutlich höher als das mittlere Erstdiagnosealter der niedrigeren Tumorstadien (NoMo), allerdings sind auch in einzelnen Fällen Kinder betroffen. Weitere Angaben zur Altersverteilung bezogen auf Geschlechtszugehörigkeit, Histologie, Rezidiv und NoMo-Kollektiv sind in Tabelle 6 dargestellt:

Tabelle 6: Übersicht über das Patientenalter

M1-Kollektiv	Alter [Jahre]		
	Mittelwert	Minimum	Maximum
m	50,2 ±17,8	12	79
w	57,1 ±16,6	18	84
papillär	49,1 ±19,3	12	84
follikulär	61,6 ±11,8	26	83
Rezidiv*	59,3 ± 17,0	19	81
gesamt	55,2 ± 17,2	12	84
NoMo-Kollektiv**	47,4 ± 13,8	10	80

* Lokalrezidiv oder Rezidiv als Metastase   ** aus: Medizinische Dissertation Hannover, Sopholcleous 1994

In Abb. 13 ist die Altersverteilung des M1-Kollektivs dem Gesamtkollektiv gegenübergestellt. In Abb. 14 wurde die Altersverteilung nach Geschlecht und in Abb. 15 nach Histologie aufgeteilt.

Es zeigt sich, daß beim M1-Kollektiv gegenüber den niedrigeren Tumorstadien eineVerlagerung des Altersgipfels in höhere Altersgruppen (> 60 Jahre) stattfindet und weibliche Patientinnen gerade im höheren Alter stärker betroffen sind.

Abb. 13: Patientenalter bei Erstdiagnose (N0M0-Kollektiv und M1-Kollektiv)

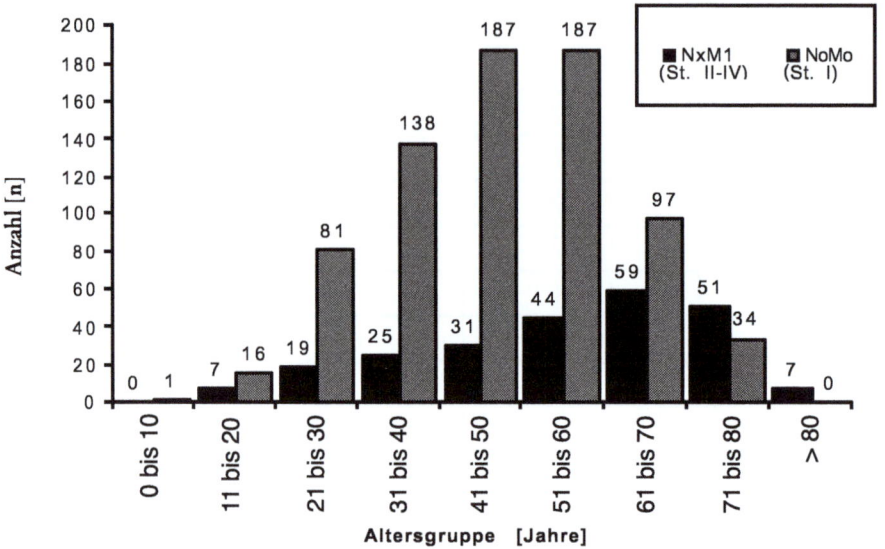

Abb. 14: Altersverteilung der Patienten (M1) bezogen auf das Geschlecht

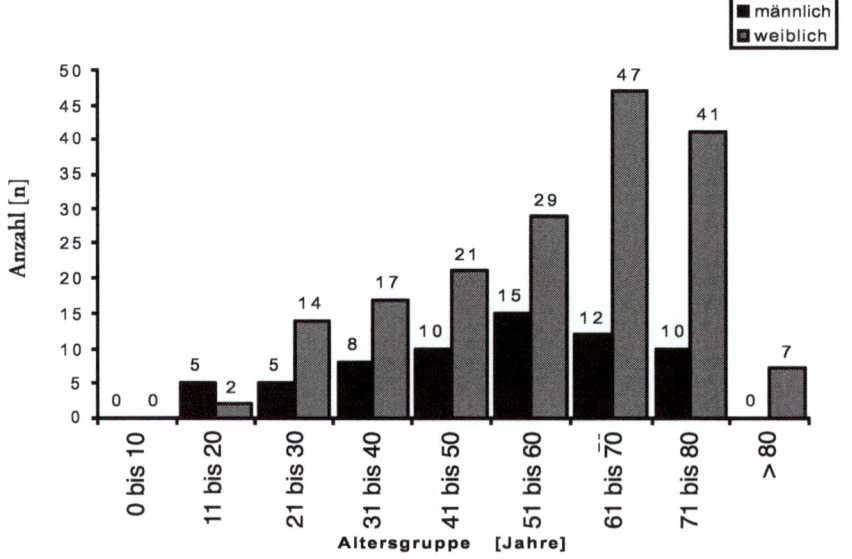

In Abb. 15 wird verdeutlicht, daß offenbar die papillären Tumore bereits bei jüngeren Patienten (<40 Jahre) die Tendenz zur Metastasierung aufweisen, während die follikulären Karzinome bevorzugt in höheren Altersgruppen (> 50 Jahre) metastasieren.

Abb. 15: Altersverteilung der Patienten (M1) bezogen auf die Histologie

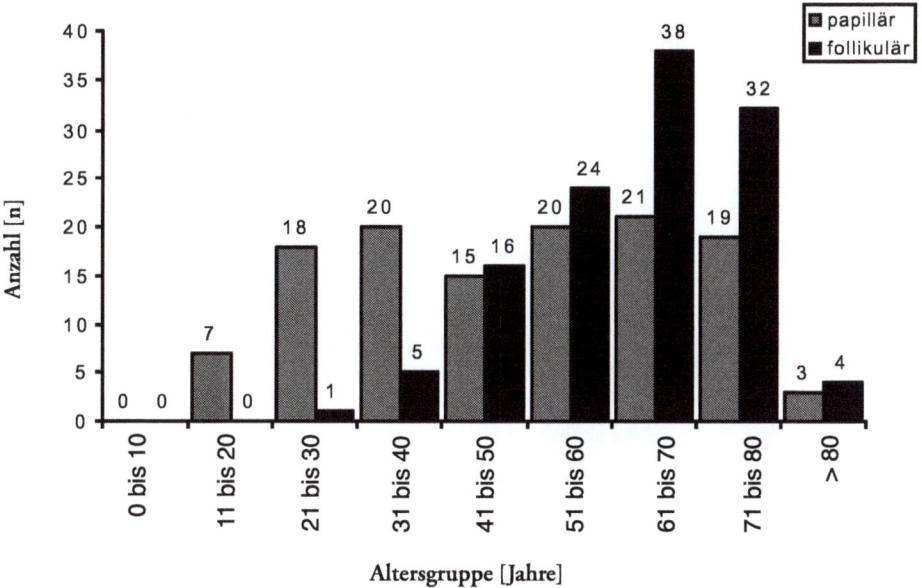

4.4 Metastasierungsarten

Nach den Richtlinien der UICC (1987) werden alle Metastasen, die nicht die lokoregionären Lymphknoten (zervikal und mediastinal) betreffen, als Fernmetastasen bezeichnet. Die (hämatogene) Fernmetastasierung der SD-Karzinome betrifft vorwiegend die Lunge und das Skelettsystem, aber auch andere atypische Lokalisationen (Abb. 16).

In das der Studie zugrundeliegende M1-Kollektiv wurden nur Patienten aufgenommen, bei denen die initiale Metastasierung schon vor, während oder innerhalb von 3 Monaten nach Diagnosestellung (bis zur ersten RJ-Kontrolle) festgestellt wurde.

Abb. 16: Prozentualer Anteil der hämatogenen Metastasierung

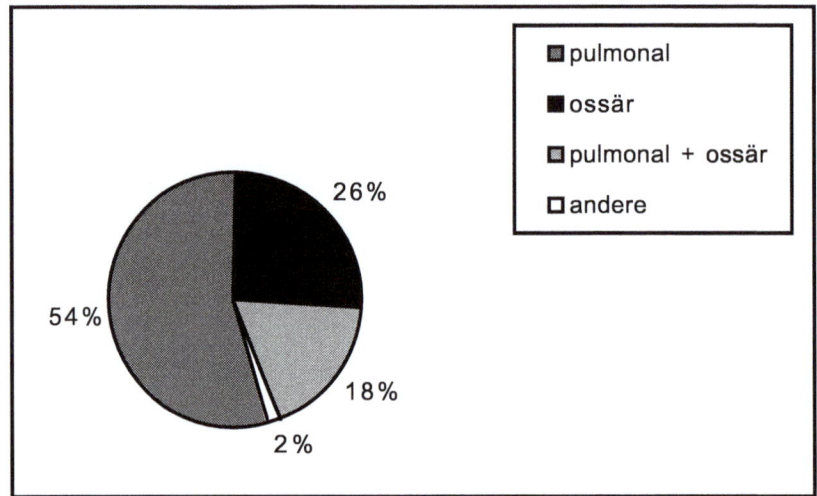

Tabelle 7 zeigt die Häufigkeit der in unserem Kollektiv gefundenen Lokalisationen in Abhängigkeit von Geschlecht, Histologie und Alter:

Tabelle 7: Metastasenlokalisationen (Anzahl [n]) unter Berücksichtigung von Geschlecht, Histologie und Alter

Metastasen-lokalisation	Geschlecht [n]		ratio	Histologie [n]		Altersgruppen [n] *		[n]
	w	m	w / m	papillär	follikulär	Stadium II	Stadium IV	gesamt
pulmonal	91	41	2,2	91	41	53	79	132
ossär	48	15	3,2	17	46	7	56	63
pulmonal + ossär	35	9	3,9	12	32	1	43	44
andere (ohne pul/oss)	4	0	-	3	1	1	3	4
gesamt	178	65	2,7	123	120	62	181	243

* nach WHO-Klassifikation (Erstdiagnose): Stadium II < 45 Jahre, Stadium IV ≥ 45 Jahre

Das weibliche Geschlecht ist demnach etwa 3-mal so häufig von initialen Metastasen betroffen wie männliche Patienten, dabei sind pulmonale Metastasen offensichtlich deutlich häufiger als Knochenmetastasen. Nicht selten fand sich ein simultanes Auftreten von ossären und pulmonalen Filiae (Fallbeispiele Abb. 17 - 19). Im Falle von Lungenmetastasen waren häufiger papilläre Tumore die Ursache, bei Knochenmetastasen hingegen follikuläre Primärtumore - aber auch einbeträchtlicher Teil an papillären Karzinomen geht mit ossären Metastasen einher. Generell fand sich eine deutlich höhere Metastasenmanifestation im Stadium IV, d.h. in höheren Altersgruppen.

Abb. 17: Fallbeispiel: Diagnostik initialer Metastasen (generalisiert)

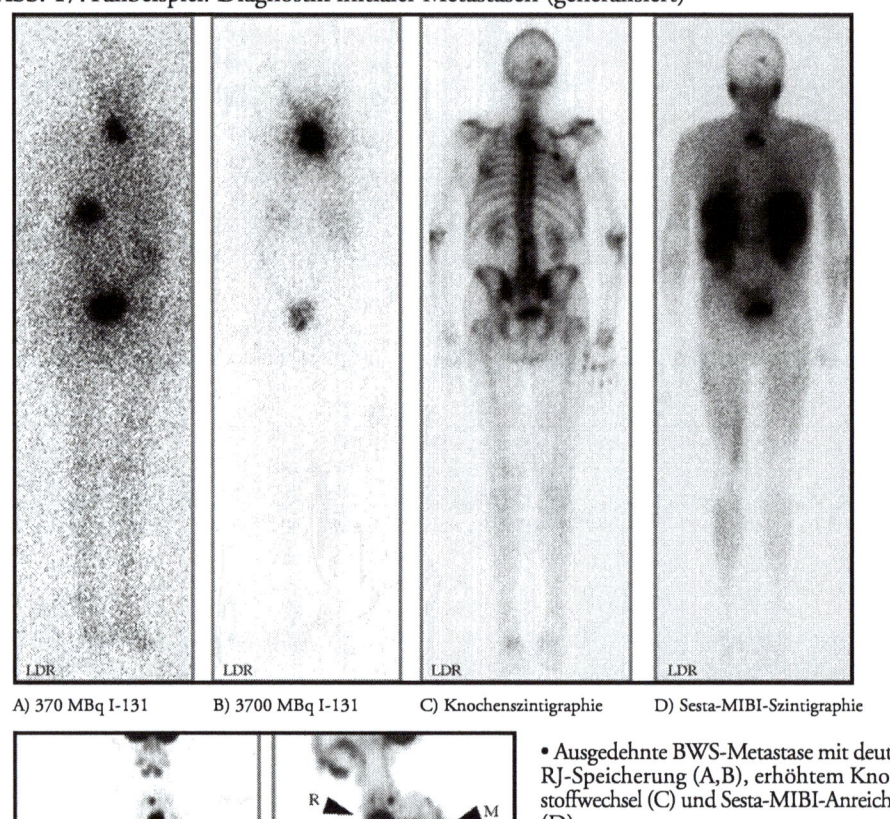

A) 370 MBq I-131   B) 3700 MBq I-131   C) Knochenszintigraphie   D) Sesta-MIBI-Szintigraphie

• Ausgedehnte BWS-Metastase mit deutlicher RJ-Speicherung (A,B), erhöhtem Knochenstoffwechsel (C) und Sesta-MIBI-Anreicherung (D) (Ansichten von dorsal)

• In der PET (E) gesamtes Ausmaß der Metastasierung mit multiplen Leber- und Knochemetastasen (physiologische Darstellung von Herz, Nieren, Blase und Cerebellum)

• Ausgedehntes Lokalrezidiv, das in der PET (E) seitlich gut von der BWS-Metastase zu differenzieren ist. (R: Rezidiv, M: Metastase)

E) FDG-PET

60-jähriger Patient mit foll SD-Ca re pT2aN0pM1 (oss, pul, hep) Stad. IV, ED 12/96, RJT mit 14.80 GBq, ausgedehntes Lokalrezidiv und progrediente Leber-/Knochenmetastasen (RJ-negativ) 5/97 mit neurologischen Komplikationen, verstorben an rez. Pleuraerguß und respiratorischer Insuffizienz 12/97

52

Abb. 18: Fallbeispiel: Diagnostik initialer Metastasen (pulmonal)

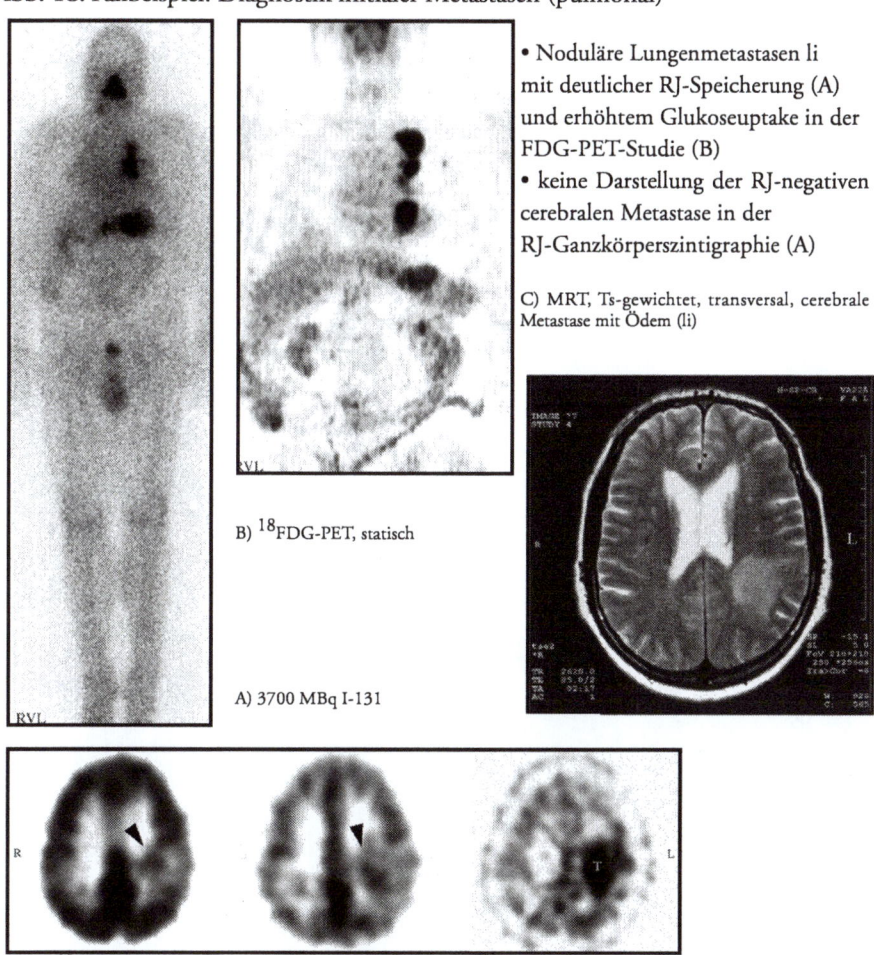

• Noduläre Lungenmetastasen li mit deutlicher RJ-Speicherung (A) und erhöhtem Glukoseuptake in der FDG-PET-Studie (B)
• keine Darstellung der RJ-negativen cerebralen Metastase in der RJ-Ganzkörperszintigraphie (A)

C) MRT, Ts-gewichtet, transversal, cerebrale Metastase mit Ödem (li)

B) ^{18}FDG-PET, statisch

A) 3700 MBq I-131

D) ^{18}FDG-PET   E) ^{15}O-H$_2$O-PET   F) ^{11}C-Methionin-PET

• In der dynamischen PET findet sich in der cerebralen Metastase li parieto-occipital ein erhöhter Glucosemetabolismus in der ^{18}FDG-PET-Studie (D) mit Minderung im angrenzenden Cortex
• In der Pefusionsstudie (E) mäßige Hyperperfusion in der Läsion zentral mit Minderperfusion im perifokalen Cortex
• Die eigentliche Tumorausdehnung (T) wird deutlich anhand des regional erhöhten Proteinstoffwechsels (F)

61-jähriger Patient mit pap SD-CabdspT3bN0M1 (pul) Stad. IV, ED 5/87, RJT mit 96.30 GBq, Tumorprogreß mit pul/med Rezidiv 2/94, verstorben an cerebraler Spätmetastase (RJ-negativ) 1/97

Abb. 19: Fallbeispiel: Diagnostik initialer Metastasen (ossär)

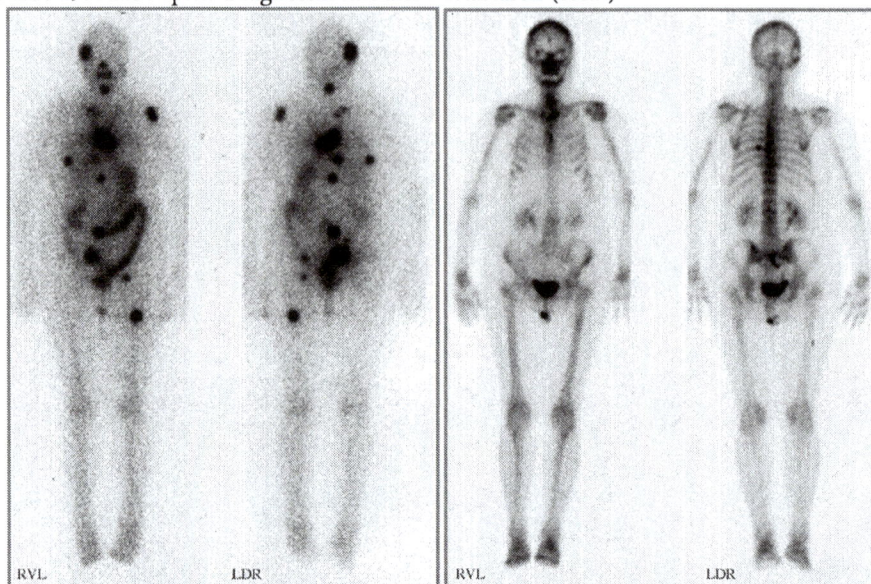

A) I-131-Szintigraphie (nach Therapie mit 7400 MBq)   B) Knochenszintigraphie

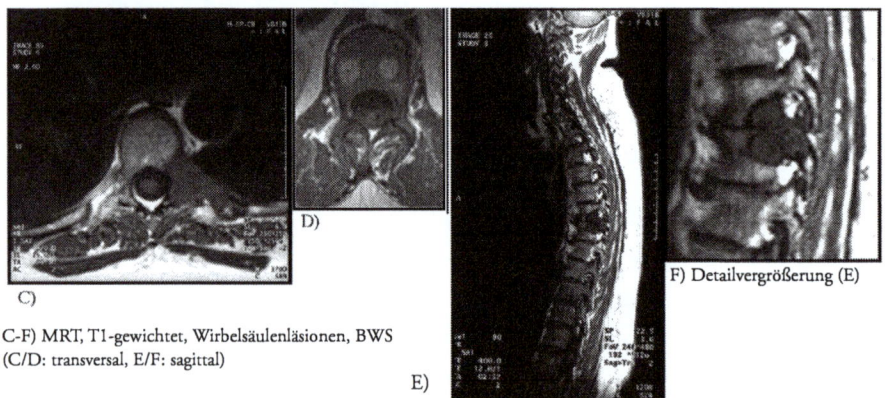

D)

F) Detailvergrößerung (E)

C)

C-F) MRT, T1-gewichtet, Wirbelsäulenläsionen, BWS
(C/D: transversal, E/F: sagittal)

E)

- Multiple RJ-speichernde, überwiegend osteolytische Knochenmetastasen mit guter Detektierbarkeit in der I-131-Szintigraphie (A) und relativ diskretem Befund in der Knochenszintigraphie mit Tc-99m-MDP (B), größere Herde in BWS, LWS und Calotte.
- Morphologische Darstellung der Wirbelsäulenmetastasen in der MRT (C, E, F): überwiegend mit WK-überschreitendes Wachstum ohne Einengung des Spinalkanals; die kleineren, signalintensen Herde (D) innerhalb der Wirbelkörper stellen „fettig-degenerative", benigne Veränderungen dar.

56-jährige Patientin mit foll SD-Ca bds pT3apN0pM1 (oss) Stad. IV, ED 11/96, RJT mit bislang 33.30 GBq, Teilremission (TG-Abfall von 38900 auf 112,6 ng/ml)

4.5 Atypische Metastasen

Sehr selten traten „atypische" Lokalisationen (n=16) auf, die in unserem Kollektiv überwiegend bei weiblichen Patientinnen auffielen und bevorzugt auf dem Boden von papillären Karzinomen entstanden (Tabelle 4). Ein Großteil der atypischen Metastasen speicherte Radioiod, und sämtliche Primärtumore waren hochdifferenzierte SD-Karzinome (G1/G2). Zwei Beispiele sind in Abb. 20/21 dargestellt.

- n = 16 Patienten mit atypischen Metastasen
- 6,6% des M1-Kollektivs
- 0,5% des Gesamtkollektivs

Nur in 4 Fällen (Tabelle 8) handelte es sich ausschließlich um atypische Lokalisationen - bei den anderen Patienten bestanden darüberhinaus gleichzeitig pulmonale oder ossäre Metastasen:

Tabelle 8: Übersicht über die Anzahl [n] der seltenen Metastasen-Lokalisationen

Organ	atypische Met		Geschlecht		Histologie		weitere Metastasen		RJ-Speicherung	
	gesamt	singulär	m	w	pap	foll	pul	oss	positiv	negativ
Hirn	4	1	0	4	3	1	3	1	3	1
Leber	3	0	1	2	1	2	3	3	2	1
Haut	2	1	1	1	2	0	1	1	2	0
Larynx*	5	2	4	1	4	1	3	1	5	0
Niere	1	0	0	1	0	1	1	1	1	0
Nebenniere	1	0	0	1	1	0	0	1	1	0
Summe	16	4	6	10	11	5	11	8	14	2

* laryngoskopische Diagnose als Schleimhautpolyp bzw. -infiltration (nicht per continuitatem gewachsen)

Abb. 20: Fallbeispiel einer Patientin mit Hirnmetastase

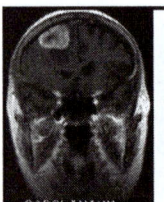 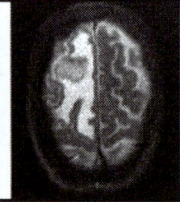 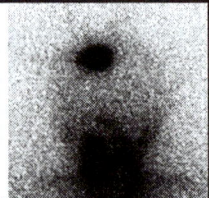

MRT: T1 - mit KM   T2-gewichtet   I-131 Szintigraphie

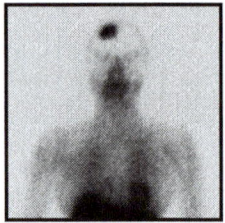

- 81-jährige Patientin mit papillärem
  SD-Ca pT3a pN1a M1,
  Erstdiagnose 11/94
- jodspeichernde Hirnmetastase re frontal
- I-131 Therapie mit insgesamt 22,2 GBq
- verstorben 5/97

Sesta-MIBI-Szintigraphie

Abb. 21: Fallbeispiel einer Patientin mit Nierenmetastase (und Knochenmetastase)

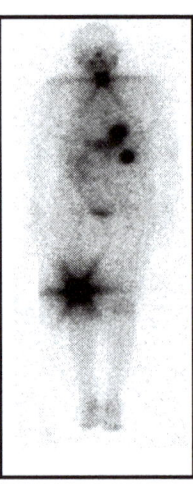 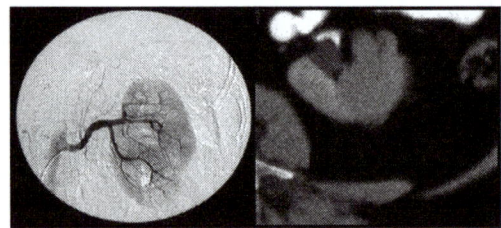

- 71-jährige Patientin mit follikulärem SD-Ca pT4a pN0 pM1,
  Erstdiagnose 3/97
- jodspeichernde hypovaskularisierte Nierenmetastase (Angiographie),
  im CT hypodens mit Vorwölbung der Kapsel
- Knochenmetastase (Femur)
- I-131 Therapie mit insgesamt 18,5 GBq
- Nephrektomie links 11/97, z.Zt. Vollremission

4.6 Klinische Symptomatik bei Erstmanifestation

Bei 235 Patienten (ca. 96%) traten vor Diagnosestellung charakteristische und/oder unspezifische Beschwerden auf, darunten fanden sich bei 171 Patienten (ca. 70%) deutliche lokale Symptome durch den Primärtumor und bei 111 Patienten (ca. 46%) Symptome durch Metastasen. Nur 8 Patienten (ca. 3,3%) waren zum Diagnosezeitpunkt klinisch unauffällig (Tabelle 9).

Relativ häufige zervikale Lokalbeschwerden waren die Halsschwellung (ca. 61%) und die Heiserkeit durch Recurrensparesen (ca. 5%).

Pulmonale Metastasen wurden in ersten Linie klinisch manifest durch Dyspnoe (ca. 10%), selten durch Hämoptysen und Spontanpneumotorax (<2%). Bei Knochenmetastasen traten relativ häufig Schmerzen in den betreffenden Skelettabschnitten (ca. 7% Wirbelsäule, ca. 11% sonstige Skelettabschnitte) auf. Seltene Erstmanifestationen in Einzelfällen waren cerebrale Krampfanfälle bei Hirnmetastasen, tastbare Hauttumoren und Stoffwechselentgleisungen bei metastasenbedingter Hyperthyreose oder Hypercalciämie.

Tabelle 9: Übersicht über die zur Diagnose führenden Leitsymptome (Anzahl bzw. Häufigkeit)

Symptome	Primärtumore [n]	Metastasen [n]	Häufigkeit [%]*
Halsschwellung	149	-	61,3
Dysphagie	7	-	2,9
Stridor	2	-	0,8
Heiserkeit	13	-	5,4
Dyspnoe	-	25	10,3
Hämoptysen	-	4	1,6
Spontanpneumothorax	-	1	0,4
Paresen	-	14	5,8
Wirbelsäulenbeschwerden	-	16	6,6
sonstige Knochenschmerzen	-	26	10,7
pathologische Frakturen	-	6	2,5
tastbare Knochentumoren	-	6	2,5
tastbare Hauttumoren	-	1	0,4
unklare Kachexie	-	1	0,4
Hyperthyreose	-	1	0,4
Hypercalciämie	-	1	0,4
cerebrale Krampfanfälle	-	2	0,8
massiver TG-Wert (Zufallsbefund)	-	2	0,8
keine	-	6	3,3
gesamt	171	112	

* bezogen auf die Gesamtzahl der M1-Patienten (100% entspricht 243)

4.7 Verdachtsdiagnose - SD-Karzinom

Die folgenden Untersuchungsverfahren des zervikalen Lokalbefundes führten bei 180 Patienten (ca. 74%) zur Verdachtsdiagnose „Tumor der Schilddrüse", wobei zum einen pathologische zervikale Tastbefunde erhoben wurden und zum anderen ein pathologisches Szintigramm („kalter Knoten") richtungsweisend war (Tabelle 10).

Keine große Bedeutung aufgrund der geringen Untersuchungszahlen hatte in Einzelfällen die Hals-CT (keine Untersuchung „der ersten Wahl"), die Laryngoskopie (Trachealinfiltration) und die TG-Erhöhung (ohne Thyreoidektomie, Zufallsbefund).

Tabelle 10: Untersuchungsmethoden des Halses, die zu „Verdachtsdiagnose SD-Karzinom" führten

Untersuchungsmethode (pathologisch)	Anzahl [n]	Häufigkeit* [%]
Palpation allein	56	23,0
Palpation, Sonographie	7	2,9
Palpation, Szintigraphie	80	32,9
Palpation, Sonographie, Szintigraphie	26	10,7
Hals-CT	7	2,9
Laryngoskopie	2	0,8
TG-Erhöhung	2	0,8
gesamt	180	74,1

* bezogen auf die Gesamtzahl der M1-Patienten (100% entspricht 243)

Bei allen anderen Patienten wurde die Verdachtsdiagnose über eine Metastasen-PE gestellt. Folgende Untersuchungsverfahren ergaben den hochgradigen Verdacht auf eine metastasierende Tumorerkrankung, die letztlich im Rahmen der Primärtumorsuche zur Diagnose „Schilddrüsenkarzinom" führte (Tabelle 11). Bei insgesamt 80 Patienten (33%) wurde aufgrund der Metastasenmanifestation die Primärtumorsuche durchgeführt. Von größerer Bedeutung bei der Detektion von Metastasen bei unbekanntem Primärtumor waren insbesondere das konventionelle Röntgen (Thorax, Wirbelsäule, Becken und Extremitäten, insgesamt: 23,4%).

Aufwendigere Schnittbildverfahren waren in geringerem Maße vertreten, da sie keine Verfahren der ersten Wahl sind. Zur Wertigkeit von Röntgen und CT bei der Diagnostik von Lungenmetastasen siehe auch Kapitel 4.15.

Tabelle 11: Untersuchungsmethoden, die zur Diagnose „metastasierende Tumorerkrankung" bei unbekanntem Primärtumor (CUP) führte

Untersuchungsmethode	Anzahl [n]	Häufigkeit* [%]
CCT	9	3,7
CT-Thorax	4	1,6
Rö-Thorax	29	11,9
CT-Abdomen	2	0,8
Rö-Wirbelsäule	13	5,3
CT-Wirbelsäule	2	0,8
MRT-Wirbelsäule	2	0,8
Rö-Becken	5	2,1
Rö-Extremitäten	10	4,1
Knochenszintigraphie	3	1,2
Myelographie	1	0,4
gesamt	80	32,9

* bezogen auf die Gesamtzahl der M1-Patienten (100% entspricht 243)

4.8 Präoperative Diagnostik der Primärtumore und Metastasen - Sicherung der Diagnose

In Tabelle 12 sind die Operationsmethoden dargestellt, die zur Gewinnung der Histologie und damit zur Diagnosestellung führten. Den größten Anteil (42,8%) hat die „einfache" Struma-Resektion, die der Beseitigung einer Schilddrüsenvergrößerung mit oder ohne kalten Knoten dient. Das Schilddrüsen-Ca wurde so mehr oder weniger zufällig festgestellt. Bei dringendem Tumorverdacht war die FNP der Schilddrüse (16,1%) bzw. die LK-PE (14%) eine wichtige Untersuchungsmethode, bei ossären Läsionen die direkte PE aus dem Knochenherd (22,2%), die die Sicherung der Diagnose erbrachte. Probeentnahmen aus anderen Organen spielten eine untergeordnete Rolle.

59

Tabelle 12: Untersuchungsmethoden, die zur Diagnose „Schilddrüsenkarzinom" führten

Methode	Anzahl [n]	Häufigkeit [%]
Struma-OP	104	42,8
FNP-SD	39	16,1
LK-PE	34	14,0
Lungen-PE	4	1,7
Tracheal-/Larynx-PE	3	1,2
Knochen-PE	54	22,2
Haut-PE	2	0,8
Hirn-PE	1	0,4
nicht bekannt	2	0,8
gesamt	243	100

Bei 100 Patienten wurde praeoperativ eine Ultraschalluntersuchung der Schilddrüse durchgeführt. In der zervikalen Sonographie (Tabelle 13) war der größte Anteil der untersuchten Primärtumore deutlich echoarm (73%), in einigen Fällen war das Binnenreflexmuster inhomogen (18%), und in sehr wenigen Fällen war keine Echominderung zu verzeichnen. Eine starke Verkalkung der Primärtumore fand sich sonographisch in 10 % (Tabelle 14), ca. 4% der untersuchten SD-Karzinome waren zystisch degeneriert. Sonographische Beispielbefunde sind in Abb. 22 dargestellt:

Tabelle 13: Präoperativ erhobenes sonographisches Echomuster der Primärtumore

Echomuster	Anzahl [n]	Häufigkeit [%]
echoarm	73	30,0
echogleich	7	2,9
echoreich	2	0,8
inhomogen	18	7,4
nicht bekannt	143	58,9
gesamt	243	100

60

Tabelle 14: Präoperativ erhobene sonographische Zusatzbefunde der Primärtumore

weitere Binnenreflexe	Anzahl [n]	Häufigkeit [%]
zystisch degeneriert	4	1,7
stark verkalkt	10	4,1
keine	86	35,3
nicht bekannt	143	58,9
gesamt	243	100

Abb. 22: Fallbeispiel: Sono-/Szintigramm (I-123) eines Primärtumors

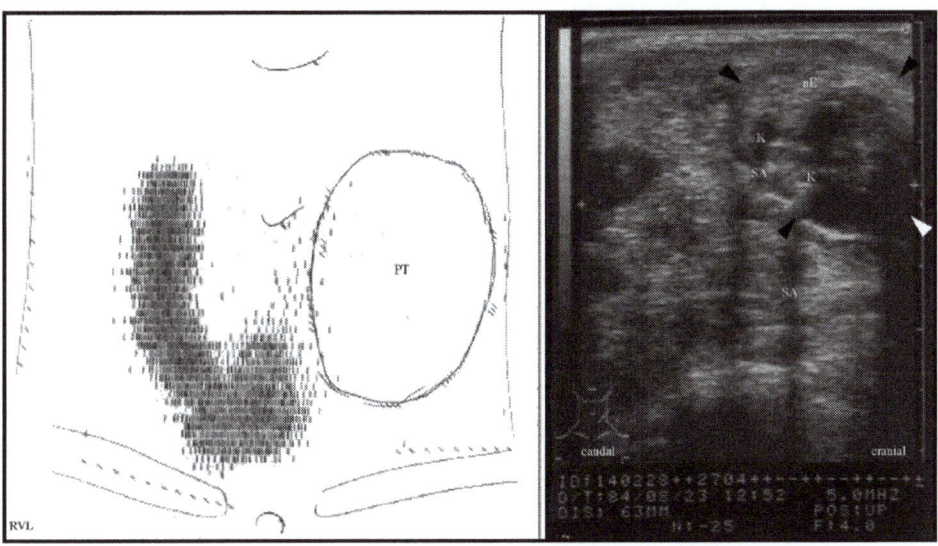

A) SD-Szintigraphie mit I-123 (Scanner)   B) Sonogramm: 5,0 MHz-Linearschallkopf

- Ausgedehnter Primärtumor (PT, Skizze) im linken SD-Lappen (A) mit fehlender Nuklidspeicherung
  („kalter Knoten"). Normale Anreicherung der Rest-SD.
- Sonographisch (B) gut abgrenzbarer SD-Knoten mit stark inhomogenem Schallmuster (Pfeile, Längsschnitt).
  Der Tumor zeigt überwiegend echoarme Zonen mit partiellen Verkalkungen (K) mit dorsaler Schallaus-
  lösung (SA), aber auch Areale mit normalem Echomuster (nE).

69-jähriger Patient mit pap SD-Ca li pT4apN1aM1 (pul) Stad. IV, ED 9/79, RJT mit 14.80 GBq, Vollremission,
Primärtumor als großer szintigraphisch „kalter" Knoten links mit inhomogen echoarmem Schallmuster

Bei 176 Patienten wurde eine praeoperative Schilddrüsenszintigraphie durchgeführt. Dabei imponierten 91,5% der untersuchten Primärtumore als szintigraphisch „kalte Knoten", lediglich 8,5% der Malignome waren indifferent und ließen sich szintigraphisch nicht fassen (Tabelle 15).

Tabelle 15: Präoperativ erhobene szintigraphische Befunde der Primärtumore

Szintigraphie	Anzahl [n]	Häufigkeit [%]
kalte Knoten	161	66,2
indifferent	15	6,2
heiße Knoten	0	0
nicht bekannt	67	27,6
gesamt	243	100

Etwa 53% (23 Fälle) der papillären Tumore mit initialen Metastasen traten multifokal auf. Bei den follikulär differenzierten Karzinomen war in 62% (19 Fälle) nur ein Tumorknoten festzustellen.

Der größte Teil der Tumore mit sehr inhomogenem Schallmuster waren follikuläre, die nicht-echoarmen Knoten hingegen überwiegend papilläre Karzinome (Tabelle 16).

Singulär sowie multipel auftretende Herde der papillären (> 92%) und follikulären (> 90%) Karzinome waren zum größten Teil szintigraphisch kalt.

Tabelle 16: Präoperativ erhobene szintigraphische und sonographische Befunde [n] der Primärtumore nach Histologie und Anzahl der SD-Herde (Übersicht)

Histologie		papillär		follikulär	
		unifokal	multifokal	unifokal	multifokal
Sonographie	echoarm	20	23	18	11
	echogleich	4	-	1	2
	echoreich	2	-	-	-
	inhomogen	3	2	11	2
Szintigraphie	kalter Knoten	44	37	58	21
	indifferent	4	3	3	5

Bei 98 Patienten (40% des M1-Kollektivs) wurde eine FNP der Schilddrüsen durchgeführt. Richtige Diagnosen (PAP V) wurden bei 37,8% der untersuchten Patienten gestellt, dabei war die „Trefferquote" am größten bei multifokal-papillären und singulär-follikulären Tumoren. In 10,2% der Fälle war die Zytologie sehr suspekt (PAP IV) und in 52% nicht suspekt (PAP I-II). Tabelle 17 zeigt die Sensitivität und Spezifität der FNP/Zytologie (Ergebnisse aus verschiedenen Zentren), in Abb. 23-26 sind einige zytologische Beispielbefunde dargestellt.

Tabelle 17: Präoperativ erhobene zytologische Befunde versus Histologie der Primär-tumore[n]

Histologie		papillär (n=51)		follikulär (n=47)		Anzahl	
		unifokal	multifokal	unifokal	multifokal	gesamt	[%]
Zytologie	PAP I	2	3	1	1	7	7,1
	PAP II	8	2	8	5	23	23,5
	PAP III	6	5	8	2	21	21,4
	PAP IV	4	2	3	1	10	10,2
	PAP V	7	12	13	5	37	37,8
Summe		27	24	33	14	98	100

Abb. 23: Zytologie: papilläres Schilddrüsenkarzinom (FNP), Pappenheim-Färbung, Nachweis von mehreren Makrokerneinschlüssen, Vergrößerung: 560-fach

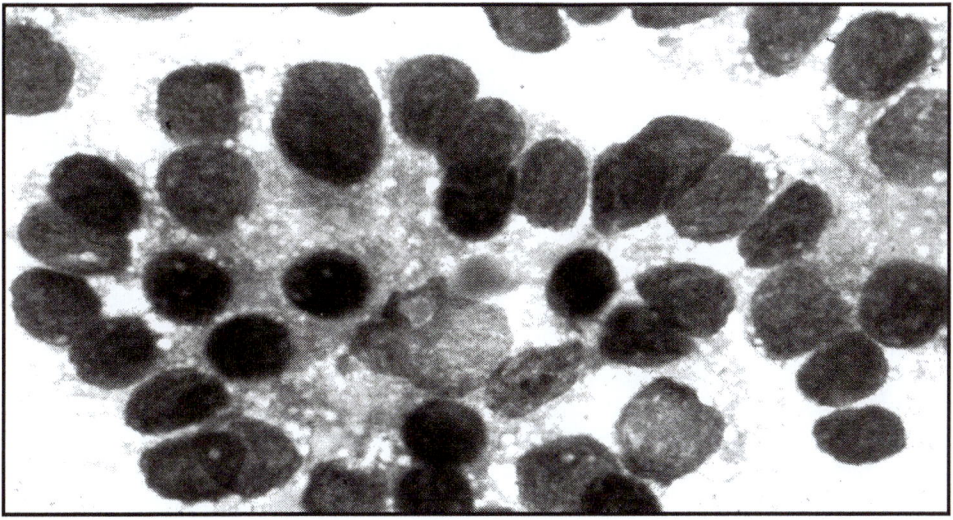

Abb. 24: Zytologie: follikuläres Schilddrüsenkarzinom (FNP), Pappenheim-Färbung, deutliche Kernatypien Vergrößerung: 560-fach

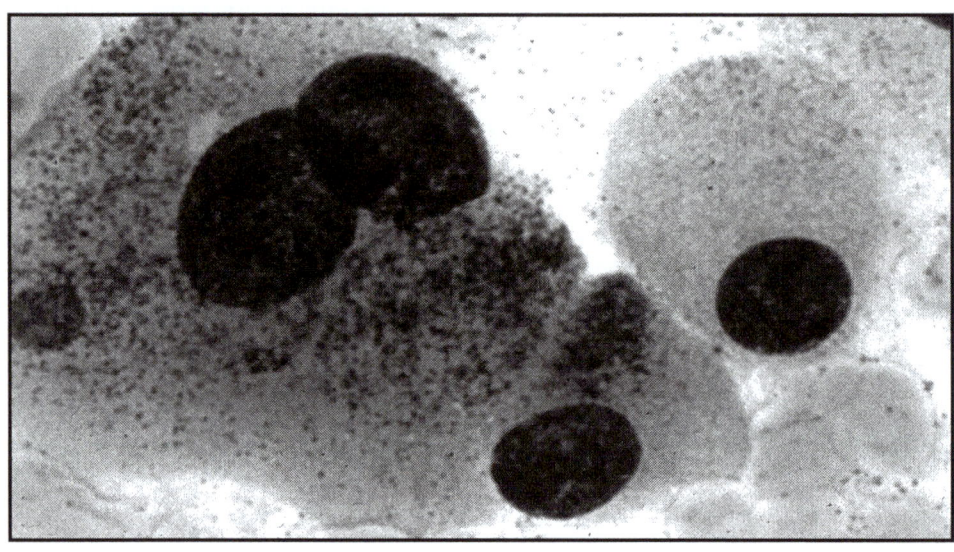

Abb. 25: Zytologie: follikuläres Schilddrüsenkarzinom mit partieller onkozytärer Zelldifferenzierung, FNP, Pappenheim-Färbung, Vergrößerung: 560-fach

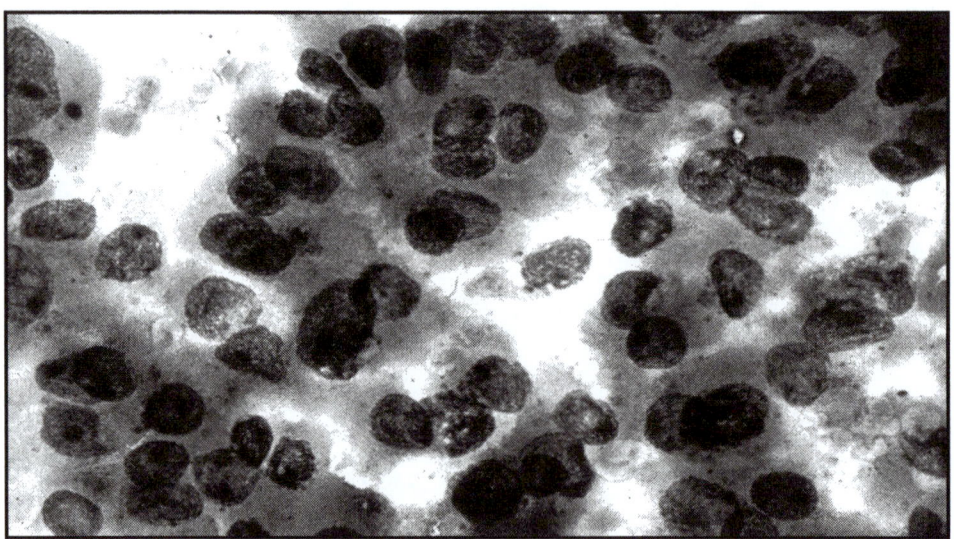

Abb. 26: Zytologie: papilläres Schilddrüsenkarzinom mit partieller onkozytärer Zelldifferenzierung, FNP, azurophile Granula im Zytoplasma, Kernatypien, Pappenheim-Färbung, Vergrößerung: 882-fach

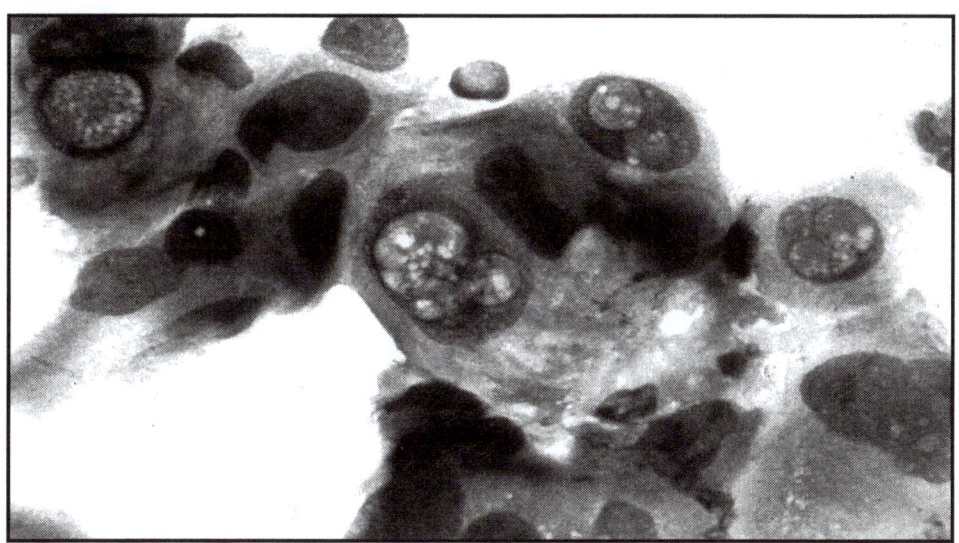

4.9 Operationsindikation und Operationsmethoden

Die Indikation zur Thyreoidektomie ergab sich in 106 Fällen (43,6%) aus dem pathologischen Szintigramm (kalter Knoten), in 64 Fällen (26,3%) aus der Diagnosesicherung durch positive Histologie einer Metastase, in 34 Fällen (14%) aus einer positiven LK-PE und in 39 Fällen (16,1%) aus einer suspekten SD-FNP.

Das operative Standardverfahren, die ein- oder zweizeitige totale Thyreoidektomie konnte bei 91,4% der Patienten durchgeführt werden. Nur bei einem geringen Anteil des M1-Kollektivs fand eine subtotale bzw. eine unvollständige (T1) Resektion statt. Dies war der Fall, wenn aufgrund eines erhöhten OP-Risikos eine Nachresektion nicht möglich war oder der Tumor bereits eine ausgedehnte, lokale Infiltration angrenzender Weichteile aufwies (Tabelle 18).

Insbesondere bei älteren Patienten (Stadium IV) scheint ein ausgedehntes, organüberschreitendes Tumorwachstum (pT4 nach UICC) eine totale Thyreoidektomie deutlich häufiger als bei Jüngeren (Stadium II) zu verhindern (Tabelle 19 u. 20).

Tabelle 18: Art der SD-Operation nach Histologie

OP-Art	Histologie		Häufigkeit	
	papillär [n]	follikulär [n]	gesamt [n]	[%]
total	114	108	222	91,4
subtotal	3	4	7	2,9
T1-Resektion	6	8	14	5,7

Tabelle 19: Art der SD-Operation nach Altersgruppe (Stadium nach WHO)

OP-Art	Altersgruppen [n]		
	II	IV	gesamt
total	61	161	222
subtotal	-	7	7
T1-Resektion	1	13	14

Tabelle 20: Art der SD-Operation nach Tumorgröße (TNM-Klassifikation nach UICC)

OP-Art	Tumorgröße [n]					
	T1	T2	T3	T4	Tx	gesamt
total	7	66	40	103	6	222
subtotal	-	2	-	3	2	7
T1-Resektion	-	-	-	14	-	14

Bei 84 Patienten (34,6%) wurde eine Histologie aus den Metastasen gewonnen. Dies waren überwiegend Proben aus ossären Filiae (82,1%), die in den meisten Fällen (74,8%) multipel auftraten. Die Probeentnahmen dienten nicht oder nur z.T. der Metastasenresektion - ein kurativer Ansatz durch eine Metastasen-OP liegt in keinem der beschrieben Fälle vor (Tabelle 21).

Tabelle 21: Häufigkeit der Gewebegewinnung aus Metastasen

Metastasierungsart	Histologie durch PE (n=84)		
	papillär	follikulär	Summe
pulmonal	7	5	12
ossär	10	37	47
pulmonal + ossär	5	17	22
sonstige	2	1	3
Summe	24	60	84

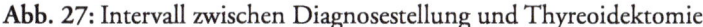

Abb. 27: Intervall zwischen Diagnosestellung und Thyreoidektomie

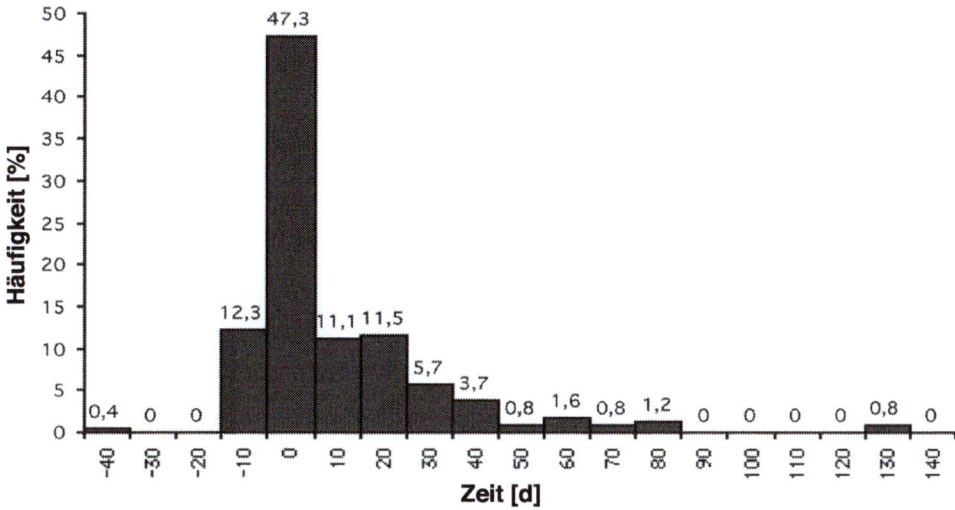

Aus dem M1-Kollektiv wurden 47,3% (n=115) der Patienten innerhalb von 10 Tagen nach Diagnosestellung operiert. Bei 12,4% (n=30) wurde das SD-Karzinom erst histologisch nach der Struma-OP bei lediglich auffälliger Szintigraphie festgestellt. In Einzelfällen (n=15; 6,2%) wurde die Thyreoidektomie erst später als 2 Monate nach Diagnosestellung wegen Komplikationen durch die Metastasen selbst (z.B. pathologische Fraktur, Paresen) durchgeführt (Abb. 27).

4.10 Strahlentherapie

Die RJT wurde bei 38 Patienten (15,6%) unmittelbar postoperativ mit einer externen Radiatio kombiniert. Den größten Teil der bestrahlten Regionen (n=21; 55,2%) stellten die lokoregionären Lymphabflußwege, also die Halsregion und das obere Mediastinum dar (Tabelle 18). Dabei waren es vor allem die organüberschreitenden pT4-Tumoren (n=15; 71,4%) sowie ältere Patienten im Stadium IV (n=16; 76,2%), bei denen eine externe, zervikale Radiatio durchgeführt wurde (Tabelle 23).
Bei den übrigen 17 Patienten (44,8%) wurden einzelne Skelettabschnitte aufgrund einer nachgewiesenen ossären Metastasierung in palliativer Absicht bestrahlt. Die am häufigsten bestrahlte Skelettregion war die Wirbelsäule

(n=11; 64,7% aller Knochenabschnitte), genauer betrachtet die BWS (n=7; 41,2%).

Betrachtet man die unterschiedliche, zugrundeliegende Histologie, so zeigt sich, daß follikuläre Karzinome den größeren Teil der Skelettbestrahlungen (n=14; 82,3%) nach sich zogen, während papilläre Karzinome der überwiegenden Teil der zervikalen Bestrahlungen (n=14; 66,7%) ausmachten (Tabelle 22).

Ebenso wie bei der Bestrahlung der Halsregion wurde der größte Anteil der Knochenbestrahlungen (n=6; 35,3%) nach organüberschreitenden Tumoren durchgeführt (Tabelle 23).

Tabelle 22: Postoperative externe Bestrahlung nach Histologie und Patientenalter (Stadien nach WHO)

Region	papillär [n]		follikulär [n]		Häufigkeit	
	II	IV	II	IV	gesamt [n]	[%]
Hals	4	10	1	6	21	55,2
Schädel	1	-	1	-	2	5,3
HWS	-	-	2	-	2	5,3
BWS	-	-	-	7	7	18,4
LWS	-	1	-	1	2	5,3
Sacrum	-	1	-	1	2	5,3
Sternum	-	-	-	1	1	2,6
Hüfte	-	-	-	1	1	2,6
gesamt	5	12	4	17	38	100

Ein Vergleich der unterschiedlichen Krankheitsverläufe über einen längeren Zeitabschnitt ergab bei dem weitaus größten Anteil (n=29, 76,3%) der extern bestrahlten Patienten einen Progreß der Tumorerkrankung, so daß offenbar im zugrundeliegenden Kollektiv kein dauerhafter Therapieerfolg mit dieser Art der Kombinationstherapie zu erzielen war (Tabelle 24). Die lokal applizierte Strahlendosis lag bei den meisten Patienten (n=27; 71,1%) zwischen 40 - 60 Gy.

Tabelle 23: Postoperative externe Bestrahlung nach Tumorgröße (pT nach TNM-Klassifikation)

Region	Tumorgröße - Anzahl [n]				
	T1	T2	T3	T4	Tx
Hals	-	2	2	15	2
Schädel	-	-	2	-	-
HWS	-	1	-	1	-
BWS	-	1	1	3	2
LWS	1	-	-	1	-
Sacrum	1	-	-	-	1
Sternum	-	-	-	1	-
Hüfte	-	1	-	-	-
gesamt	2	5	5	21	5

Tabelle 24: Postoperative externe Bestrahlung (Dosis) und Krankheitsverlauf

Dosis [Gy]	Verlauf [n]			Häufigkeit	
	Vollremission	Teilremission	Progreß	[n]	[%]
1-10	1	-	-	1	2,6
11-20	-	-	1	1	2,6
21-30	-	-	2	2	5,3
31-40	-	1	6	7	18,4
41-50	1	4	12	17	44,8
51-60	1	1	8	10	26,3
gesamt	3	6	29	38	100

4.11 Tumorlokalisation und Tumorgröße

Die Primärtumore mit initialen Metastasen traten in 59,7% singulär auf, in 37% der Fälle waren multiple Herde histologisch nachweisbar. Dabei verhielten sich die Tumore abhängig von der Histologie unterschiedlich. Die papillären Karzinome hatten im Stadium M1 häufiger multiple Tumorherde intrathyreoidal (45,5%), die follikulären Karzinome zeigten deutlich häufiger (66,7%) singuläre Läsionen (Tabelle 25).

Tabelle 25: Anzahl/Häufigkeit der Tumorherde in Abhängigkeit von der Histologie

Herde	Histologie				gesamt	
	papillär		follikulär			
	[n]	[%]	[n]	[%]	[n]	[%]
singulär	65	52,9	80	66,7	145	59,7
multipel	56	45,5	34	28,3	90	37,0
unbekannt	2	1,6	6	5,0	8	3,3
Summe	123	100	120	100	243	100

Ein beidseitiges Auftreten von intrathyreoidalen Tumorknoten war vergleichsweise selten (19,8%) und kam im Verhältnis häufiger bei papillären Karzinomen vor (26,8%). Ein einseitiges Auftreten war mit 76,5% deutlich häufiger als ein beidseitiges. Der SD-Isthmus als Tumorursprung ist mit 2,1% sehr selten (Tabelle 26).

Tabelle 26: Lokalisation der Tumorherde innerhalb der Schilddrüse

Herde	Histologie				gesamt	
	papillär		follikulär			
	[n]	[%]	[n]	[%]	[n]	[%]
beidseits	33	26,8	15	12,5	48	19,8
links	35	28,4	54	45,0	89	36,6
rechts	50	40,7	47	39,2	97	39,9
Isthmus	4	3,3	1	0,8	5	2,1
unbekannt	1	0,8	3	2,5	4	1,6
gesamt	123	100	120	100	243	100

Vergleicht man die Tumorgröße der Primärherde mit den unterschiedlichen Metastasierungsarten (Abb. 28 u. 29), so findet man bei kombiniert pulmonal-ossärer Filialisierung häufiger maximale Tumordurchmesser von 61-70 mm (Medianwert: 40 mm), die höher liegen als bei pulmonaler (41-50 mm, Medianwert: 40 mm) und ossärer Metastasierung (51-60 mm, Medianwert: 30 mm).

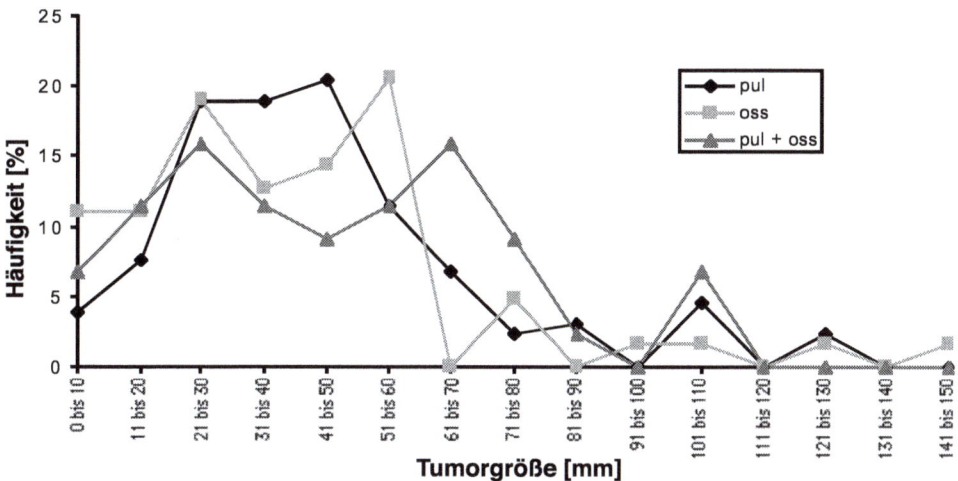

Die mittlere Primärtumorgröße mit ossärer Metastasierung liegt niedriger (37,2 mm) als bei denen mit pulmonaler (40,9 mm), pulmonal-ossärer (42,9 mm) oder sonstiger Metastasierung (Abb. 29). Allerdgings finden sich in der Knochenmetastasengruppe auch vereinzelt sehr große Tumore mit einem Durchmesser bis zu 150 mm. In der Lungenmetastasengruppe liegt das Tumormaximum bei 120 mm, in der Gruppe mit atypischen Metastasen bei nur 60 mm und in der pulmonal-ossär metastasierten Gruppe bei 100 mm.

Abb. 29: Tumorgröße und Metastasierungsart

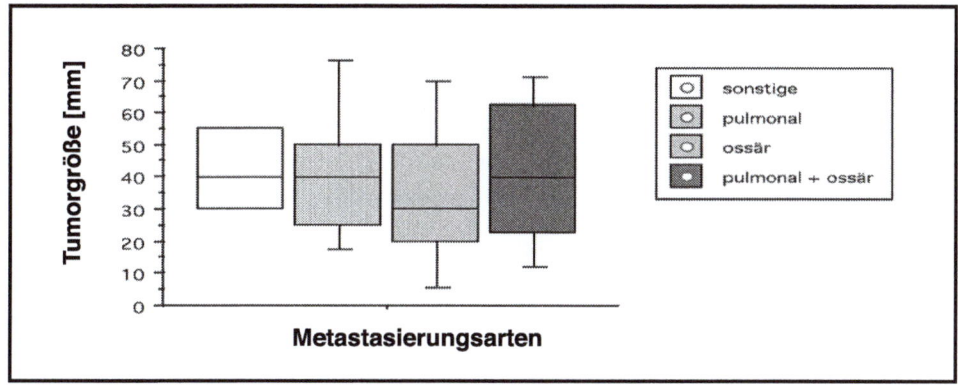

4.12 Tumorstadium und Lymphknotenbefall (nach WHO und UICC)

Bei den Primärtumoren mit initialer Metastasierung dominieren die organüberschreitenden Karzinome (pT4). In der Gruppe der papillären Karzinome ist der prozentuale Anteil der pT4-Tumore jedoch deutlich höher als bei follikulären Tumoren, die sich durch eine relativ hohen Anteil an kleineren Tumorstadien (pT2-3) auszeichnen. Offenbar ist dies als ein aggressiveres Metastasierungsverhalten der follikulären Karzinome zu werten.

Lediglich in der sehr kleinen pT1-Gruppe ist der Anteil der papillären Karzinome größer, die insgesamt eine Rarität darstellen, aber dennoch existent sind (Abb. 30).

Abb. 30: Tumorstadium (pT nach der TNM-Klassifikation) vs. Histologie

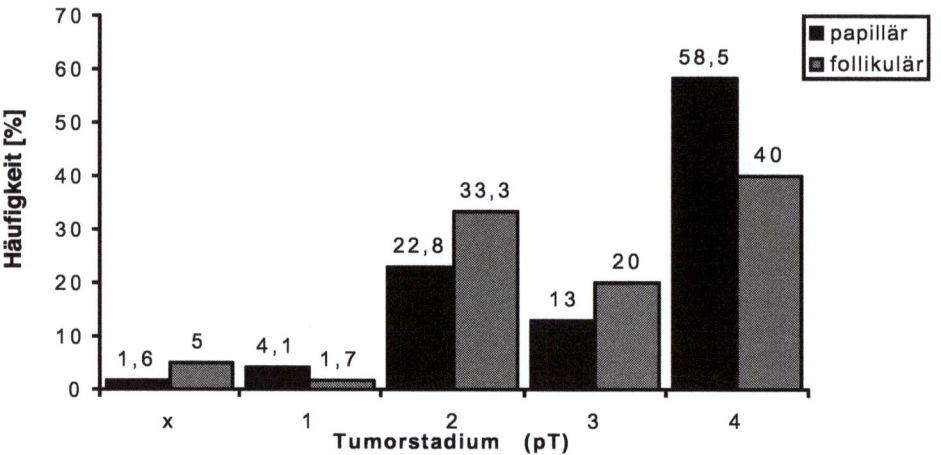

Die pT4-Tumore (UICC) waren mit einem Anteil von 49,4% die größte Gruppe. Dabei war das pT4-Stadiums mit 76,7% (n=92) gehäuft bei älteren Patienten (Gruppe IV nach WHO) zu beobachten.

Unter Berücksichtigung der Histologie fand sich in der Gruppe der follikulären Karzinome eine überwiegende Zahl an älteren Patienten, wobei in der pT4-Gruppe der Anteil der jüngeren Patienten (Gruppe II) sogar <1% lag. Der Gesamtanteil jüngerer Patienten mit initial metastasierendem, papillären SD-Karzinom (n=52; 42,3%) ist deutlich höher als bei den follikulären Tumoren (n=10; 8,3%), wie in Tabelle 27 dargestellt.

Tabelle 27: Tumorstadium (TNM und UICC) nach Histologie und Altersgruppen

| Tumorstadium | Histologie [n] | | | | Häufigkeit | |
| | papillär | | follikulär | | | |
pT	Stad. II	Stad. IV	Stad. II	Stad. IV	[n]	[%]
x	1	1	1	5	8	3,3
1	2	3	1	1	7	2,9
2	17	11	4	36	68	28,0
3	5	11	3	21	40	16,4
4	27	45	1	47	120	49,4
gesamt	52	71	10	110	243	100

Ein lokoregionärer Lymphknotenbefall zum Diagnosezeitpunkt lag bei 121 Patienten (49,8%) vor. Die papillären Karzinome des M1-Kollektivs wiesen eine deutlich höhere (76%) Lymphknotenbeteiligung als die follikulären (24%) auf. Dabei war der initiale LK-Befall bei den papillären Tumoren altersunabhängig und kam bei den follikulären Tumoren fast ausschließlich im höheren Alter (89,6%) vor. Der Anteil an LK-negativen Tumorstadien war in der Gruppe der älteren Patienten bei beiden Histologiearten deutlich (> 90%) höher (Tabelle 28).

Tabelle 28: Lymphknotenbefall nach Histologie und Alter

| Lmyphknoten | Histologie [n] | | | | gesamt |
| | papillär | | follikulär | | |
- Status N	Stad. II	Stad. IV	Stad. II	Stad. IV	[n]
0	5	25	6	80	116
a	23	23	1	10	57
b	23	23	2	16	64
x	1	0	1	4	6
gesamt	52	71	10	110	243

Berücksichtigt man die onkozytäre Subdifferenzierung der Primärtumore, so fand sich hier kein Einfluß auf die initiale LK-Metastasierung der M1-Tumore (Abb. 31). Der Anteil an N1-Stadien mit onkozytärer Subdifferenzierung lag bei papillären und follikulären Tumoren <1%.

In Abb. 32 ist ein Beispielbefund einer RJ-positiven LK-Metastasierung mit entsprechendem sonographischem Befund dargestellt.

Abb. 31: Lymphknotenstatus N nach Tumorhistologie unter Berücksichtigung einer partiellen onkonzytären Differenzierung

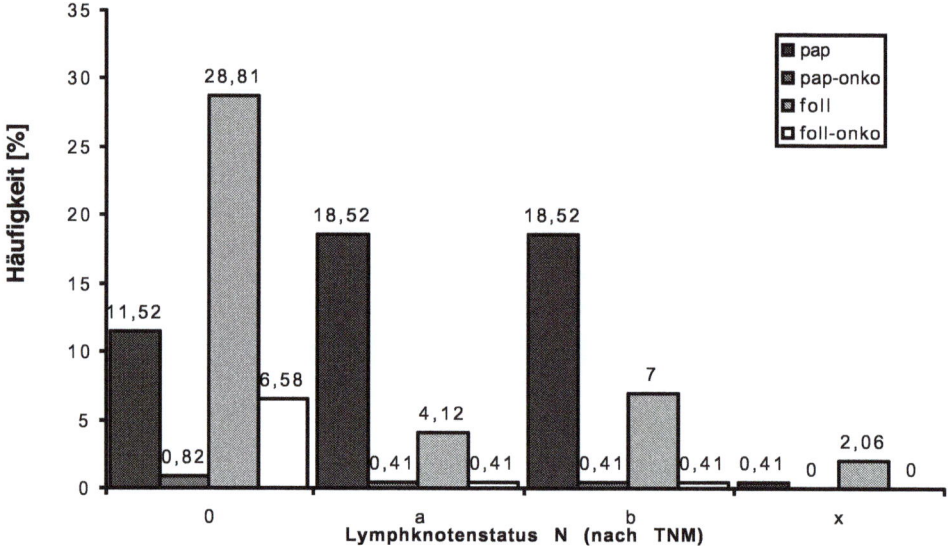

Abb. 32: Fallbeispiel: SD-Restgewebe und iodspeichernder LK (Szintigramm vs. Sonogramm)

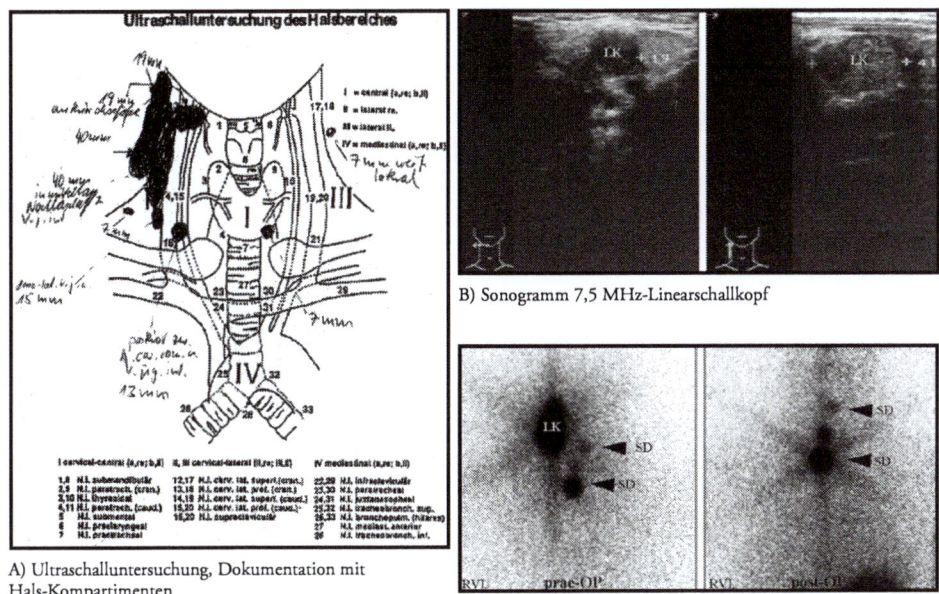

A) Ultraschalluntersuchung, Dokumentation mit Hals-Kompartimenten

B) Sonogramm 7,5 MHz-Linearschallkopf

C) I-131-Szintigraphie mit 74 MBq zur Diagnostik

- Ausgedehnte LK-Metastasierung (Skizze A) mit typisch echoarmem Schallmuster in den Läsionen (B) nach erfolgter Thyreoidektomie.
- Szintigraphisch deutliche RJ-Speicherung im LK-Konglomerat re (LK) praeoperativ (C li), nur kleinere SD-Reste (SD) im ehemaligen SD-Bett
- Postoperativ (Nachresektion, Lymphadenektomie) kein Nachweis von RJ-positiven LK-Metastasen (C re), weiterhin kleinere SD-Reste.

22-jährige Patientin mit pap SD-Ca re pT4apN1bM1 (pul) Stad. II, ED 12/96, RJT mit 22.20 GBq, Vollremission,szintigraphisch (I-131) nachweisbare LK-Metastasen rechts (Resektion vor RJT), kleine SD-Reste medial

75

4.13 Lokalisation der Metastasen

In Abb. 33 wird das Verteilungsmuster der ossären Metastasierung verdeutlicht, die bei 107 Patienten (44%) des M1-Kollektivs auftraten. Wirbelsäule (28%), Becken (18%) und knöcherner Thorax (18%) waren mit insgesamt 64% aller Skelettläsionen am häufigsten betroffen. Seltener befallen waren Schädel und Extremitäten. Die follikulären Karzinome machten dabei den größten Teil mit 76-90% der Metastasen aus. Die Knochenmetastasen der papillären Tumore lagen mit einem kleineren Anteil von 10-24% je nach Region weit darunter. Die Verteilung zeigt eine Häufung von Knochenmetastasen in den Regionen blutbildenden roten Knochenmarks.

Abb. 33: Verteilung der Knochenmetastasen abhängig von der Histologie (Häufigkeit)

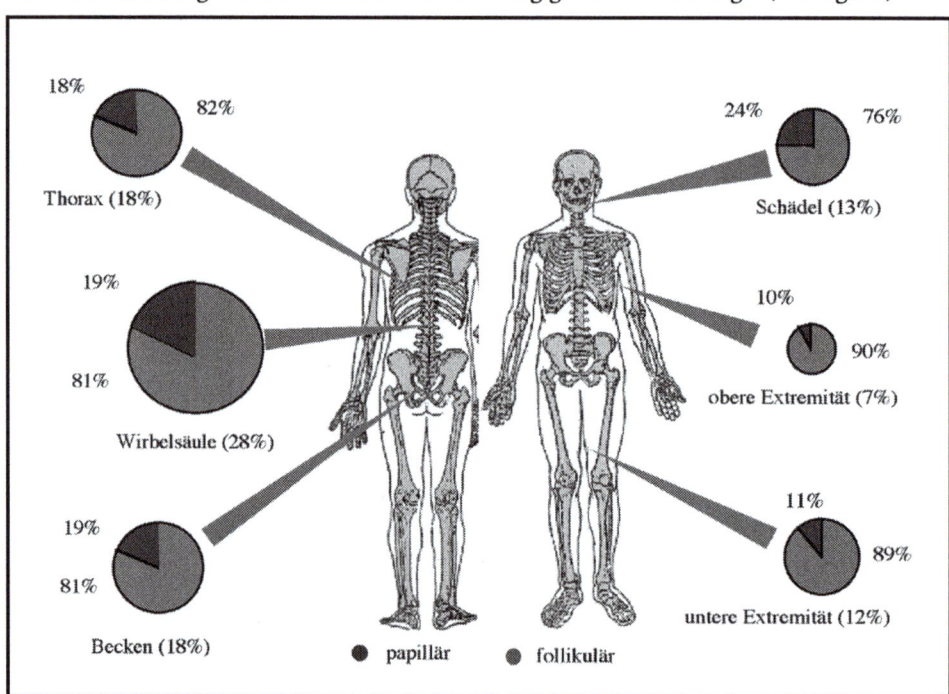

Initiale Lungenmetastasen fanden sich bei 176 Patienten (72,4%) des M1-Kollektivs. Den größten Teil stellten SD-Karzinome mit papillärer Differenzierung (58,5%) dar, pulmonale Filiae aus follikulären Karzinomen entstanden in 41,5%. In den meisten Fällen (92,1%) handelte es sich um einen

76

beidseitigen Lungenbefall (Tabelle 29).

Bei den papillären Karzinomen erscheint die Häufigkeit der Lungenmetastasen altersunabhängig (Stadium IV: 52,4%; n= 54), bei den follikulären Tumoren lag der Anteil der älteren Patienten (Stadium IV: 93,2%; n=68) deutlich höher (Tabelle 30).

Etwa die Hälfte der Lungenmetastasen (61,2%, n=95) entsteht aus organüberschreitenden Tumoren (pT4), dies entspricht 61,2% (n=63) der papillären und 52,1% der follikulären Karzinome (Tabelle 31).

Tabelle 29: Lungenmetastasierung (Anzahl) in Abhängigkeit von Histologie / Subdifferenzierung

pulmonale	Histologie [n]				
Metastasen	pap	pap-onko	foll	foll-onko	Summe
beidseits	92	3	57	10	162
links	2	1	2	0	5
rechts	5	0	3	1	9
keine	20	0	8	39	67
Summe	119	4	102	18	243

Tabelle 30: Lungenmetastasierung (Anzahl) in Abhängigkeit von Histologie und Altersgruppen

pulmonale	Histologie [n]				
	pap		foll		
Metastasen	Stad. II	Stad. IV	Stad. II	Stad. IV	Summe
beidseits	44	51	4	63	162
links	2	1	1	1	5
rechts	3	2	0	4	9
keine	3	17	5	42	67
Summe	52	71	10	110	243

Etwa die Hälfte der Lungenmetastasen (61,2%, n=95) entsteht aus organüberschreitenden Tumoren (pT4), dies entspricht 61,2% (n=63) der papillären und 52,1% der follikulären Karzinome (Tabelle 31).

In Tabelle 32 wird ein Vergleich zwischen Computertomographie (CT) und Nativ-Röntgen des Thorax angestellt. Es zeigt sich, daß alle positiven Herde im Röntgen auch in der CT erfaßt werden, jedoch ca. 50% der negativen

Röntgenbefunde in der CT positiv sind und somit eine Metastasierung in der Röntgen-Thoraxaufnahme nicht festgestellt werden konnte.

Tabelle 31: Häufigkeit der Lungenmetastasierung nach Histologie und Tumorstadium

pulmonale Metastasen	Histologie / pT-Stadium (TNM) [n]									
	pap					foll				
	1	2	3	4	x	1	2	3	4	x
beidseits	2	22	11	58	2	1	15	12	37	2
links	-	2	-	1	-	1	1	-	-	-
rechts	-	1	-	4	-	-	1	1	1	1
keine	3	3	5	9	-	-	23	11	10	3
Summe	5	28	16	72	2	2	40	24	48	6

Tabelle 32: Diagnostik der Lungenmetastasierung: Röntgen-Thorax vs. CT-Thorax (Anzahl)

CT-Thorax	Röntgen-Thorax [n]		Summe
	positiv	negativ	
positiv	30	24	54
negativ	-	20	20
nicht durchgeführt	40	62	102
Summe	70	106	176

In den Tabellen 33 und 34 werden verschiedene diagnostische Verfahren bezüglich ihrer Sensitivität und prognostischen Aussagefähigkeit untersucht. Es zeigt sich, daß die TG-Bestimmung das empfindlichste Verfahren ist, gefolgt von der RJ-Szintigraphie und der CT. Die Röntgen-Thorax-Untersuchung ist in fast 50% der Fälle mit pulmonalen Metastasen falsch negativ und hat die geringste Sensitivität.

Bewertet man die prognostische Aussagefähigkeit durch einen Quotient aus Anzahl der Patienten mit (VR+TR) / PR (ratio aus Remission vs. Progreß), so lagen die höchsten Werte bei der positiven RJ-Speicherung und beim positiven TG-Nachweis (Tabelle 34). CT-positive und vor allem Rö-positive Lungenmetastasen hatten demgegenüber niedrigere Werte und eine schlechtere Prognose (höherer prozentualer Anteil an PR innerhalb der Verfahrens-Gruppen).

Tabelle 33: Diagnostische Verfahren der Lungenmetastasen beim SD-Karzinom im Vergleich

	pulmonale Metastasen	TG	RJ	CT	Rö
positiv [n]	176	135	157	52	69
negativ [n]	-	7	19	20	107
Sensitivität [%]	-	95%	89%	72%	39%

Tabelle 34: Nachweis von Lungenmetastasen mit verschiedenen diagnostischen Verfahren vs. Krankheitsverlauf; Quotient: (VR+TR)/PR; Anteil an Progeß innerhalb der Gruppen

	pulmonale Metastasen	TG- positiv	RJ- positiv	CT- positiv	Rö- positiv
VR [n]	81	62	81	14	12
TR [n]	29	24	27	10	11
PR [n]	66	49	49	28	46
gesamt-positiv [n]	176	135	157	52	69
Quotient	1,7	1,8	2,2	0,8	0,5
Anteil PR [%]	37,5	36,3	31,2	53,8	66,7

In Tabelle 35 und 36 werden die genannten diagnostischen Verfahren bezüglich der Erkennung, Vorhersage bzw. Ausschluß eines Tumorprogresses bei vorhandenen Lungenmetastasen bewertet. Nur ein positiver Rö-Thorax-Befund (noduläre Metastasen) hat eine ausreichende Sensitivität (in diesem Fall: Erkennung eines Progresses) mit Werten von 67% bei allen Erkrankten mit Lungenmetastasen und 68% bei ausschließlich pulmonalen Filiae. Die Wahrscheilichkeit für eine Tumorprogreß bei positivem Rö-Thorax-Befund liegt bei ca. 65-66%.

Stark erhöhte TG-Werte, eine positive RJ-Speicherung und ein positiver CT-Befund (mikronoduläre Metastasen) bedeuten nur eine relativ geringe Wahrscheinlichkeit für einen Tumorprogreß (positiver prädiktiver Wert).

Umgekeht ist bei negativem Rö-Thorax-Befund eine Remission (VR o. TR) mit großer Wahrscheinlichkeit (80-85%) gegeben. Die Erkennung einer Remission bei negativem Rö-Thorax-Befund ist mit großer Sicherheit möglich (Spezifität bei allen pulmonalen Metastasen: 79% und bei ausschließlich pulmonalen Metastasen 83%). Bei negativem CT-Befund ist der Auschluß eines Progresses nicht sicher (Spezifität 47%), bei hohen TG-Werten oder RJ-Speicherung nicht möglich.

Dieses Ergebnis spiegelt sich wieder im sog. Diskriminierungs-Index (DI). Der DI erlaubt die Beurteilung einer Untersuchung bezüglich der Eignung zur Erkennung eines Tumorprogresses bei positivem Befund und errechnet sich aus den prädiktiven Werten. Somit ist von den genannten Untersuchungsverfahren nur der Rö-Thorax ein geeignetes Verfahren zur Erkennung eines Tumorprogresses bei SD-Karzinom-Patienten mit bekannten, initialen Lungenmetastasen (M1).

Die Definitionen der statistischen Größen aus Tabelle 35 und 36 befinden sich im Anhang.

Tabelle 35: Wertigkeit verschiedener diagnostischer Verfahren (Sensitivität, Spezifität, prädiktiver Wert und DI***) bei Lungenmetastasen (gesamt, auch kombiniert mit ossären Metastasen) in Bezug auf die Beurteilung des Krankheitsverlaufs (Erkennung/Vorhersage/ Ausschluß eines Progresses), „Prävalenz" **= 0,375

Krankheits-verlauf	gesamt pulmonale Metastasen	Diagnostische Verfahren [n]							
		TG		RJ		CT		Rö	
		pos	neg	pos	neg	pos	neg	pos	neg
Progreß [n]	66	49	3	49	17	28	1	46	20
Remission* [n]	110	86	4	108	2	24	21	23	87
gesamt [n]	176	135	7	157	19	52	22	69	107
Sensitivität [%]		36		31		54		67	
Spezifität [%]		4		2		47		79	
pos prädiktiver Wert [%]		18		16		38		66	
neg prädiktiver Wert [%]		9		4		63		80	
Diskriminierungs-Index (DI) [%]		-72		-80		1		46	

Tabelle 36: Wertigkeit verschiedener diagnostischer Verfahren (Sensitivität, Spezifität, prädiktiver Wert und DI***) bei Lungenmetastasen (ausschließlich) in Bezug auf die Beurteilung des Krankheitsverlaufs (Erkennung/Vorhersage/Ausschluß eines Progresses), „Prävalenz"** = 0,318

Krankheits-verlauf	ausschließlich pulmonale Metastasen	Diagnostische Verfahren [n]							
		TG		RJ		CT		Rö	
		pos	neg	pos	neg	pos	neg	pos	neg
Progreß [n]	42	29	2	27	15	19	1	32	9
Remission* [n]	90	70	4	88	2	20	18	15	75
gesamt [n]	132	99	6	115	17	39	19	47	84
Sensitivität [%]		29		24		49		68	
Spezifität [%]		5		2		47		83	
pos prädiktiver Wert [%]		12		10		30		65	
neg prädiktiver Wert [%]		13		5		66		85	
Diskriminierungs-Index (DI) [%]		-74		-84		-3		50	

* Remission als Summe aus VR+TR, ** entspricht Prä-Test-Wahrscheinlichkeit, *** Definitionen siehe Anhang

4.14 Radioiodtherapie

Die postoperativ durchgeführte RJT beinhaltete die Applikation von 3,7 - 18,5 GBq I-131 bei jedem stationärem Aufenthalt. Es wurden maximal 12 Behandlungen durchgeführt und im Mittel 35,06 GBq verabreicht. Die höchste applizierte Aktivität lag bei 138,75 GBq (= 3,8 Ci).

Abb. 34: Applizierte Gesamtaktivität bezogen auf die Anzahl der Behandlungen (nach Metastasierungsart)

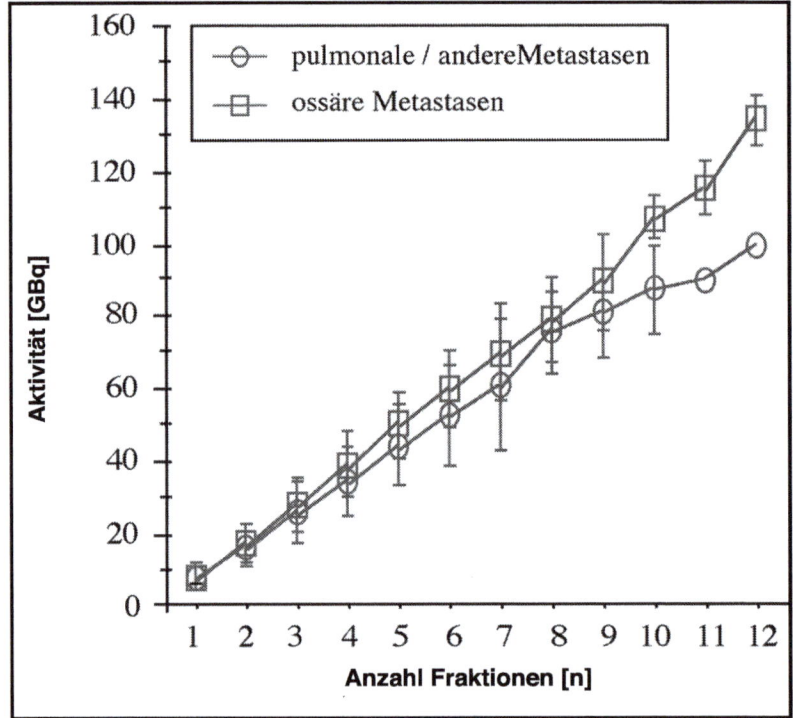

Abb. 34 zeigt die kumulierte Aktivität bezogen auf die Anzahl der Behandlungen bei Patienten mit Knochen- und nicht ossären Metastasen. Dabei zeigt sich, daß die Behandlung der ossären Filiae eine deutlich höhere Gesamtaktivität erfordert als die Behandlung der übrigen Metastasenformen.

Dementsprechend wurden bei der Therapie der Erkrankungen mit Knochenmetastasen deutlich mehr stationäre Aufenthalte benötigt, als bei Erkrankungen ohne Knochenbeteiligung (Abb. 35).

Abb. 35: Häufigkeit von Mehrfachbehandlungen (nach Metastasierungsart)

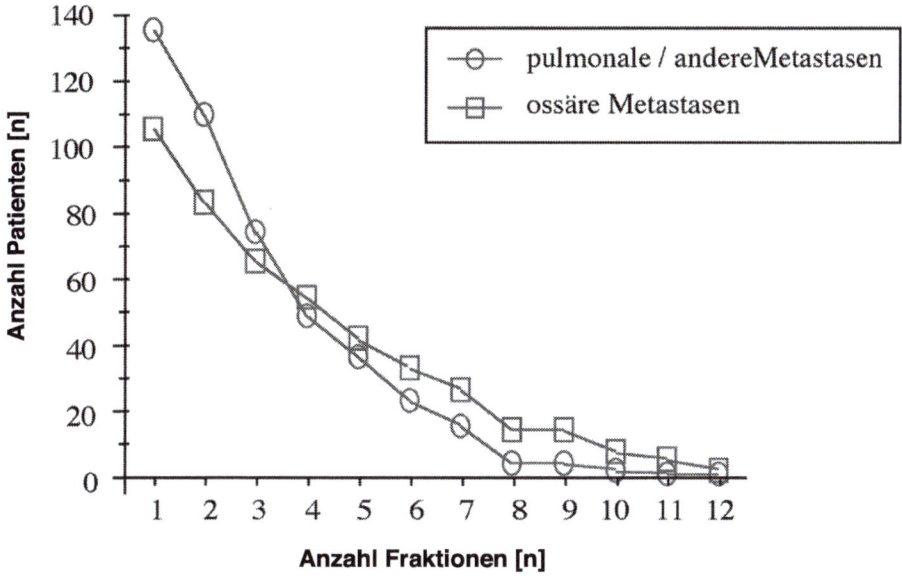

Abb. 36: Gesamtzahl an Fraktionen (=Behandlungen) über den gesamten Therapiezeitraum einschließlich Rezidivtherapie (getrennt nach Therapieverlauf)

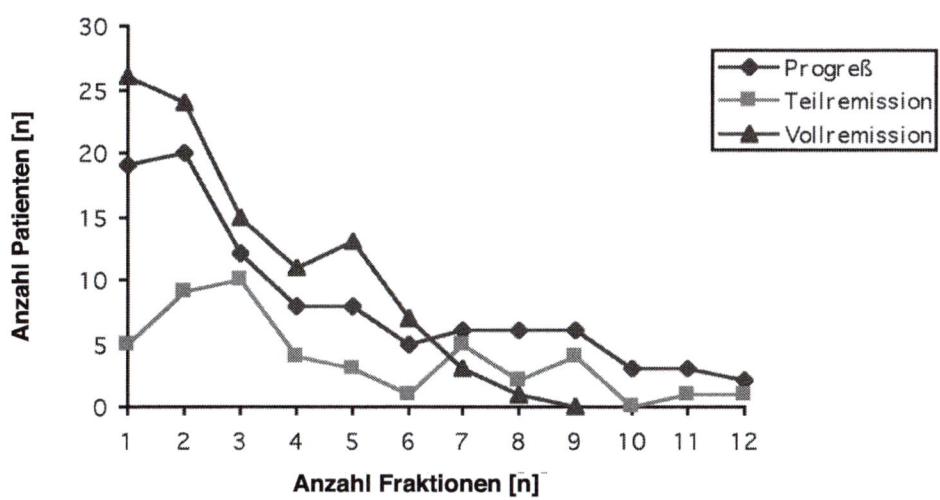

Zum Erreichen einer Vollremission einschließlich behandelter Rezidive wurden maximal 8 Fraktionen benötigt (Abb. 36). Bei progredientem Krankheitsverlauf und auch bei Teilremission wurden bis zu 12 Behandlungen durchgeführt, wobei in der Gruppe mit Progreß höhere therapeutische Aktivitäten verabreicht wurden. Auffällig ist, daß eine VR relativ häufig bereits nach ein- oder zweimaliger Behandlung erzielt werden konnte - eine TR dagegen nur in wenigen Fällen. Die relativ hohe Zahl der ein- oder zweizeitig behandelten Patienten mit PR erklärt sich wohl am ehesten durch ein Therapieversagen infolge einer fehlenden oder mangelnden RJ-Speicherung.

Der zweite Gipfel in der Kurve mit Teilremission ergibt sich aus der Nachbehandlung von Tumorrezidiven.

Abb. 37: Gesamtzahl der Fraktionen im primären Therapiezeitraum vor Auftreten eines Rezidivs (getrennt nach Therapieverlauf)

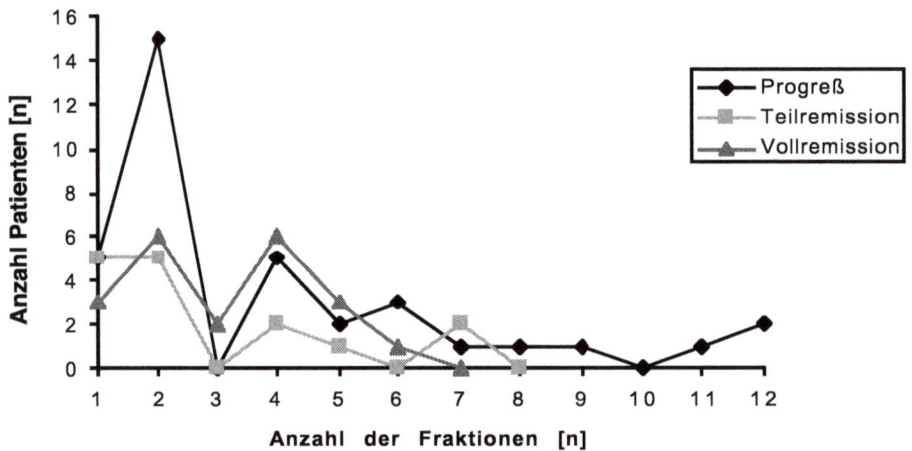

In Abb. 37 ist der Krankheitsverlauf bei Patienten bis zum Auftreten eines Rezidivs dargestellt (bezogen auf die Anzahl der Behandlungen). Im Verlauf entwickelten n=70 Patienten ein Rezidiv, welches sich entweder lokal oder als Metastase(-)n manifestierte. Dabei zeigte sich, daß bei VR ein Rezidiv am häufigsten nach etwa 2-4 Fraktionen, nicht aber nach 6 Fraktionen auftrat. Bei progredienter Erkrankung (PR) war ein Rezidiv unter Therapie in den meisten Fällen bereits schon deutlich früher (nach 2 Fraktionen) nachzuweisen oder trat in einzelnen Fällen sehr viel später (z.T. erst nach 11-12 Fraktionen) auf. Bei Erkrankungen mit TR waren Rezidive häufiger zu Beginn der Therapie festzustellen, nicht aber nach mehr als 7 Behandlungen.

4.15 Speicherverhalten der Metastasen

Die wichtigste Voraussetzung zur Durchführung einer konsequenten RJT ist eine ausreichende RJ-Speicherfähigkeit der Metastasen. Diese wurde visuell nach Anfertigung eines RJ-Ganzkörperscans beurteilt. Dabei bestand bei den pulmonalen Metastasen bei 87,1%, bei den ossären Metastasen bei 95,2%, bei den ossär/pulmonalen Metastasen bei 93,2% und bei den anderen Metastasierungsarten bei 75% (3 von 4 Fällen) der Patienten ein ausreichender RJ-Uptake. Nur in 9,1% d. F. war eine RJT aufgrund einer fehlenden bis mangelhaften Speicherfähigkeit der Metastasen nicht möglich. Bei 2 Patienten war kein RJ-Scan aufgrund des reduzierten AZ durchführbar (siehe Tabelle 37).

Tabelle 37: Speicherverhalten der unterschiedlichen Metastasen

Metastasierung	Radioiod-Uptake [n]			Summe
	positiv	negativ	unbekannt	
pulmonal	115	17	-	132
ossär	60	2	1	63
pulmonal + ossär	41	3	-	44
sonstige	3	-	1	4
Summe	219	22	2	243

Untersucht man die Speicherfähigkeit der Metastasen in Abhängigkeit vom Alter der Patienten, so fand sich nur in einem Fall bei jüngeren Patienten (< 45 Jahre) ein ungenügender RJ-Uptake. Bei den älteren Patienten lag der Anteil der nicht speichernden Metastasen bei 11,6%. Hierbei überwog das weibliche Geschlecht mit einem Faktor von 2,5. Dies entspricht etwa dem Verhältnis der Geschlechtsverteilung der M1-Karzinome des Gesamtkollektivs (vergl. auch Tabelle 7). Somit fand sich eine deutliche Alters-, jedoch kein Geschlechtsabhängigkeit des RJ-Speicherverhaltens der Metastasen (Tabelle 38).

In Tabelle 39 wurde das RJ-Speicherverhalten der Metastasen in Abhängigkeit von der Histologie der Primärtumore untersucht. Dabei zeigt sich, daß 90,8% (n=108) der papillären Metastasen und 93,1% (n=95) der follikulären Metastasen RJ-positiv waren. Bei den Tumoren mit partiell onkozytärer Histologie lag die RJ-Speicherfähigkeit insgesamt bei 72,7% (n=16). Dabei war der Anteil bei den follikulär-onkozytären Tumoren mit 83,3% (n=15) RJ-positiven Metastasen deutlich höher, als bei den papillär-onkozytären Tumoren (3 von 4 Fälle ohne RJ-Speicherung).

Tabelle 38: Speicherverhalten der Metastasen in Abhängigkeit von Alter und Geschlecht

Radioiod-	w [n]		m [n]		
Uptake	II	IV	II	IV	Summe
positiv	40	121	20	38	219
negativ	-	15	1	6	22
unbekannt	1	1	-	-	2
Summe	41	137	21	44	243

Tabelle 39: Speicherverhalten der Metastasen nach Histologie und Subdifferenzierung

Radioiod-	Histologie [n]				
Uptake	pap	pap-onko	foll	foll-onko	Summe
positiv	108	1	95	15	219
negativ	10	3	6	3	22
unbekannt	1	-	1	-	2
Summe	119	4	102	18	243

In Abb. 38 und Abb. 39 sind RJ-Szintigramme im Verlauf einer Tumortherapie am Beispiel eines pulmonal bzw. ossär metastasierten SD-Karzinoms dargestellt.

Abb. 38: Fallbeispiel: RJT und szintigraphischer Verlauf bei pulmonaler Metastasierung

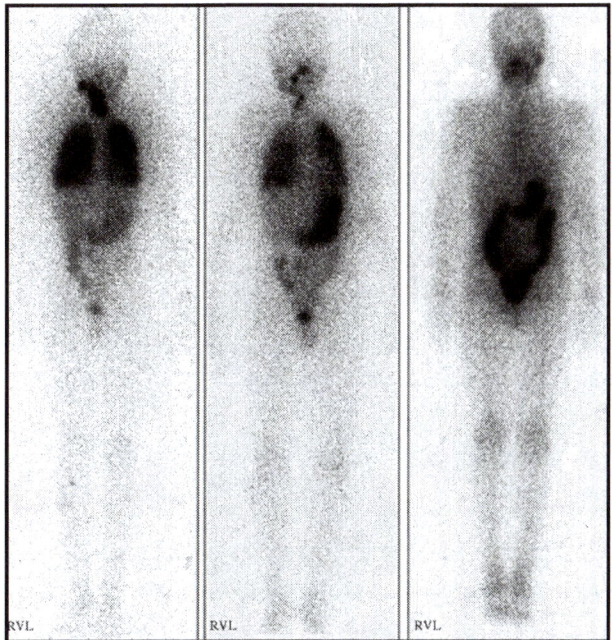

• Diffuse Lungenmetastasierung im Verlauf unter RJT (A-C)
Initial massiver RJ-Uptake homogen über beiden Lungen sowie im Bereich kleinerer SD-Reste beidseits und LK-Metastasen re (A).
Vollremission nach mehrfacher hochdosierter RJT mit vollständiger Beseitigung der pulmonalen und cervikalen Speicherungen/Metastasen (C), Normalisierung des Tumormarkerwertes (TG) nach Beendigung der RJT.

A) 5/93, TG: 438 ng/ml   B) 9/93, TG: 37,1 ng/ml   C) 8/94, TG: <0,3 ng/ml

17-jähriger Patient mit pap SD-Ca re pT4bpN1bM1 (pul) Stad. II, ED 2/93, RJT mit 20.35 GBq, Vollremission

Abb. 39: Fallbeispiel: RJT und szintigraphischer Verlauf bei ossärer Metastasierung

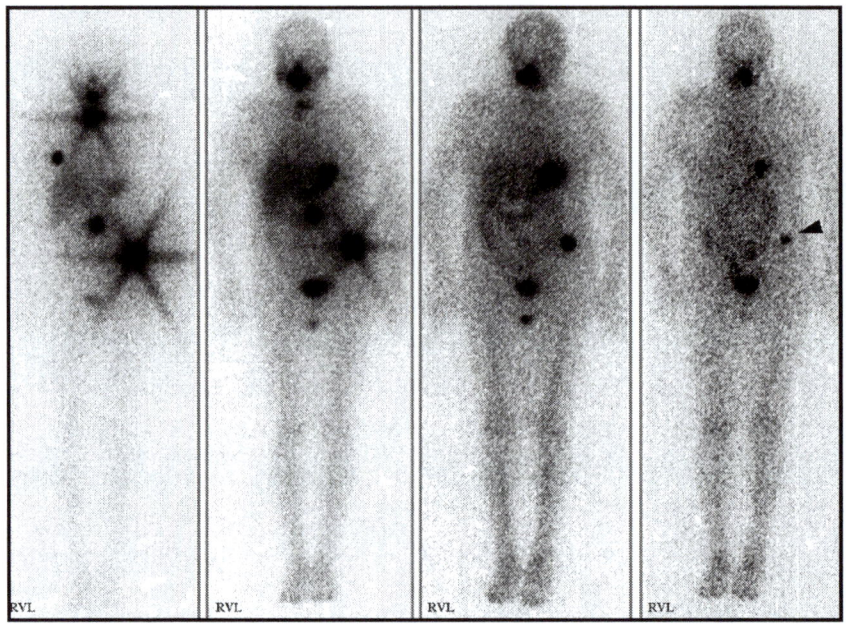

A) 11/94, TG: 620 ng/ml   B) 3/95, TG: 54 ng/ml   C) 8/95, TG: 5,7 ng/ml   D) 2/96, TG: <0,3 ng/ml

• Knochenmetastasen im Verlauf unter RJT (A-D): initial deutlicher SD-Reste (A) und Speicherung in den Metastasen, D) Stadium mit Vollremission, Beendigung der RJT bei nur noch sehr geringer Restspeicherung in „ausgebrannter Metastase" (Pfeil) und Normalisierung des Tumormarkers (TG)

71-jährige Patientin mit foll SD-Ca bds pT2bpN0pM1 (oss) Stad. IV, ED 10/94, RJT mit 44.40 GBq, Vollremission

4.16 Tumormarker

Als Tumormarker wurden initial Thyreoglobulin (TG) als Marker differenzierter Karzinome sowie CEA und Calzitonin zum Ausschluß einer medullären oder anaplastischen Komponente bestimmt. Da es sich in allen Fällen um differenzierte SD-Carzinome handelte, befanden sich die Werte für CEA und Calzitonin erwartungsgemäß im Normbereich (oder nur gering über die Norm erhöht). Im Verlauf der Erkrankung wurde zur Therapieüberwachung, Verlaufskontrolle und Rezidivdiagnostik lediglich die Bestimmung von TG regelmäßig fortgesetzt (in der Regel alle 4-6 Monate).

Bei zwei Patienten mit ausgedehnter ossärer bzw. pulmonal-ossärer Metastasierung wurde als Zufallsbefund vor Diagnosestellung eine massive TG-Erhöhung (>1000 ng/ml) festgestellt.

Der posttherapeutische TG-Verlauf im M1-Kollektiv gestaltete sich wie folgt:

Abb. 40: TG-Verläufe nach mehrfacher RJT in Abhängigkeit von der Prognose (Box-Plot, einfach-logarithmisch, Median mit Std.: 5%- und 95%- bzw. 25%- und 75%-Quantil)

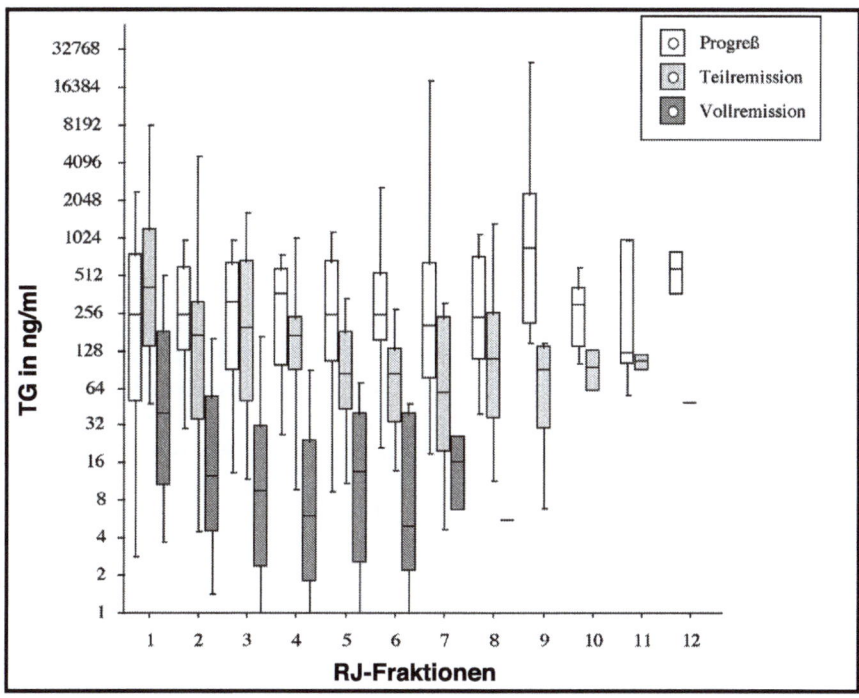

Wie in Abb. 40 (exponentielle Darstellung) graphisch veranschaulicht, fand sich bei den Patienten mit VR zu Beginn der Therapie im Mittel eine geringere Erhöhung der TG-Werte sowie ein kontinuierlicher Abfall im Verlauf der Therapie bis in den Normbereich. Dabei sind die in der Graphik berücksichtigten Werte ausschließlich unter TSH-Stimulation bestimmt. Bei VR wurde ein normaler TG-Wert nach Beendigung der letzten RJT (auch unter Stimulationsbedingungen) postuliert.

Im Gegensatz zum Verlauf bei VR fand sich bei TR ein initial im Mittel höherer TG-Wert mit geringerem Abfall unter der RJT, der im Mittel bei Werten <100 ng/ml fixiert blieb. Nach etwa 6 Fraktionen zeigte sich ein geringer zweiter Gipfel der Kurve, was mit einer Rezidivmanifestation aber auch mit leichten Schwankungen durch die z.T. unterschiedlichen, angewendeten TG-Bestim-mungsmethoden erklärt werden könnte.

Bei den Patienten mit Progreß fand sich inital im Mittel ein deutlich höherer TG-Wert als bei VR bzw. TR, der über den Therapieverlauf betrachtet nicht wesentlich abfiel und nach etwa der 7. Fraktion weiter anstieg. Nach 9-12 Fraktionen lagen die TG-Werte bei PR deutlich über denen bei Patienten mit TR.

Anmerkung: Bei allen hier berücksichtigten TG-Werten war eine zuverlässige Wiederfindungsrate laborchemisch gesichert.

4.17 Hormonstatus

Bei insgesamt drei Patienten zeigte sich vor der Diagnosestellung und vor Thyreoidektomie eine Hyperthreose mit deutlicher Symptomatik, die mit Thyreostatika (Favistan) behandelt werden mußte. Bei einem dieser Patienten konnte die Hyperthyreose auf einen gleichzeitig bestehenden Morbus Basedow zurückgeführt werden, so daß die Thyreostase nach Thyreoidektomie abgesetzt werden konnte. Bei den beiden anderen Patienten mußte die Thyreostase noch bis zur 2. RJ-Fraktion fortgesetzt werden, da die Hyperthyreose offensichtlich durch hormonproduzierende Metastasen hervorgerufen worden war - eine SD-Autonomie konnte bei diesen Patienten nicht festgestellt werden.

Während der RJT befanden sich die M1-Patienten ausnahmslos in hypothyreoter Stoffwechsellage mit TSH-Werten >50 infolge der mindestens vierwöchigen Hormonkarenz.

4.18 Rezidive

Bei 70 Patienten traten im Krankheitsverlauf Rezidive auf. Dabei handelte es sich in 30% der Fälle um Lokalrezidive, in 20% um LK-Metastasen lokoregionär und in den übrigen Fällen um Fernmetastasen oder sonstige späte LK-Metastasen (Tabelle 43). 61,4% der Rezidive entstanden aus papillären Primärtumoren (Tabelle 41), 38,6% aus follikulären. Dabei waren 61,4% der Rezidive RJ-positiv. Rezidive von Tumoren mit onkozytärer Subdifferenzierung fanden sich in 8,6% (n = 6) der Fälle (Tabelle 40). Betrachtet man die Altersverteilung, so fand sich bei jüngeren Patienten (<45 Jahre) nur in 15 Fällen (21,4% aller Rezidive; 24,2% aller jüngeren Patienten) eine Rezidivmanifestation, die ausschließlich aus papillären Primärtumoren entstand. Bei älteren Patienten (<45 Jahre, Stadium IV) lag die Rezidivrate bei 30,4% bezogen auf alle älteren Patienten (Tabelle 7 und 40).

Tabelle 40: Auftreten von Rezidiven in Abhängigkeit von Alter und Histologie sowie Subdifferenzierung (Stadien nach WHO-Klassifikation)

Alter	Histologie [n]				
	papillär	papillär-onko	follikulär	follikulär-onko	Summe
Stad. II	15	-	-	-	15
Stad. IV	25	2	24	4	55
Summe	40	2	24	4	70

In Abb. 41 ist der Verlauf der Tumorerkrankung nach Auftreten eines Rezidivs dargestellt. Dabei zeigte sich, daß die Rezidive aus follikulären Tumoren, die deutlich seltener sind (Tabelle 40), mit einer schlechteren Prognose einhergehen (58% mit PR, nur 10% VR). Bei Rezidiven aus papillären Tumoren konnte in 43% eine VR erreicht werden - in 43% kam es zum Tumorprogreß.

Abb. 41: Prognose der Rezidivmanifestation nach Histologie

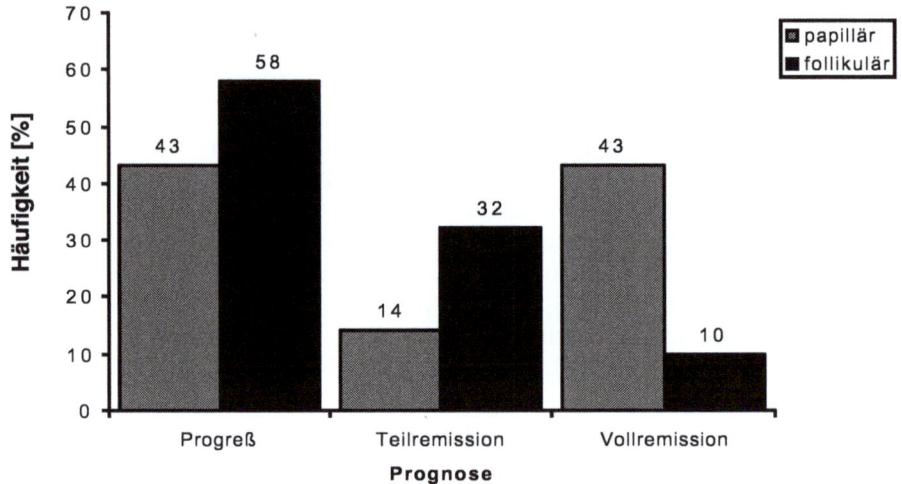

Das Tumorstadium nach der TNM-Klassifikation hatte auf die Entstehung von Rezidiven einen signifikanten Einfluß, wie in Abb. 42 dargestellt. Den größten prozentualen Anteil an den im weiteren Krankheitsverlauf nachgewiesenen Rezidiven hatten organüberschreitende Primärtumore (pT4) - insbesondere die papillären Karzinome. Im niedrigeren Tumorstadium (pT2) überwogen prozentual die follikulären Karzinome. Nur in 2 Fällen traten Rezidive nach papillären pT1-Tumoren auf.

Abb. 42: Rezidivhäufigkeit vs. Tumorstadium (pT nach TNM-Klassifikation) der Primärtumore in Abhängigkeit von der Histologie

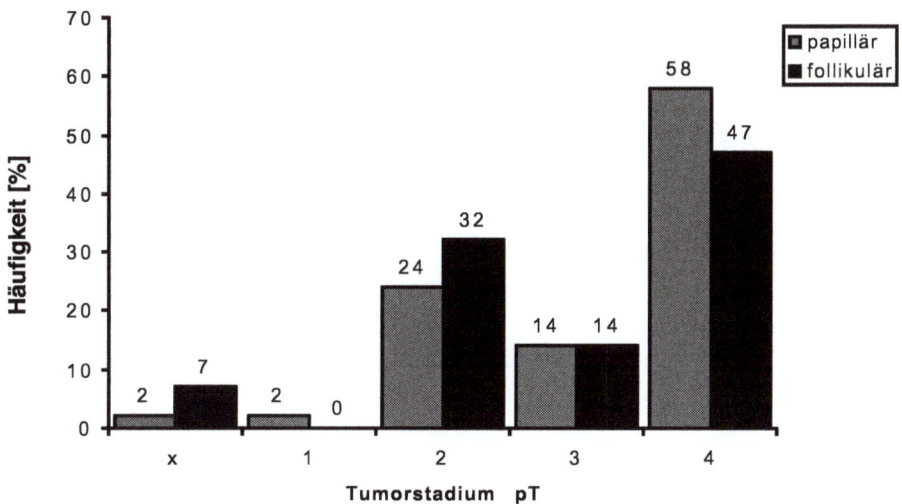

Das Zeitintervall zwischen Diagnosestellung und Rezidivmanifestation variierte je nach Metastasierungsart (Abb. 43). Während die meisten Rezidive aus papillären Tumoren bereits nach 2-3 Jahren entstanden, wurden die Rezidive bei einer ossären Beteiligung nach 4-5 Jahren festgestellt. Der größte Teil der Rezidive entstand jedoch innerhalb der ersten 5 Jahre. Ein weiterer Häufigkeitsgipfel ließ sich jenseits von 10 Jahren nachweisen. Diese Spätrezidive entstanden gleichermaßen aus pulmonal wie ossär metastasierten Tumoren. Lediglich die Karzinome mit atypischen Metastasierungsarten zeigten eine deutlich frühere Rezidiventstehung.

Unter Berücksichtigung der Histologie ließ sich festhalten, daß die follikulären Rezidive im Mittel deutlich früher (nach 2 Jahren) manifest wurden, während die Rezidiv-Tumoren aus papillären Primärtumoren im Mittel nach 3 Jahren auftraten mit wesentlich breiterer Streuung (Abb. 44).

Abb. 43: Häufigkeit und Zeitpunkt einer Rezidivmanifestation nach Metastasierungsart

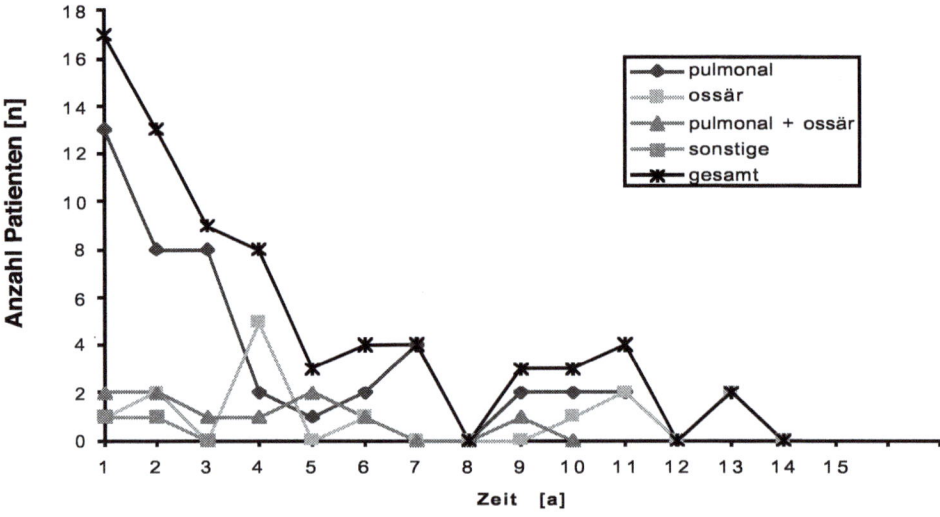

Abb. 44: Häufigkeit und Zeitpunkt einer Rezidivmanifestation in Abhängigkeit von der Histologie (Box-Plot, Median mit Std.: 5%- und 95%- bzw. 25%- und 75%-Quantil)

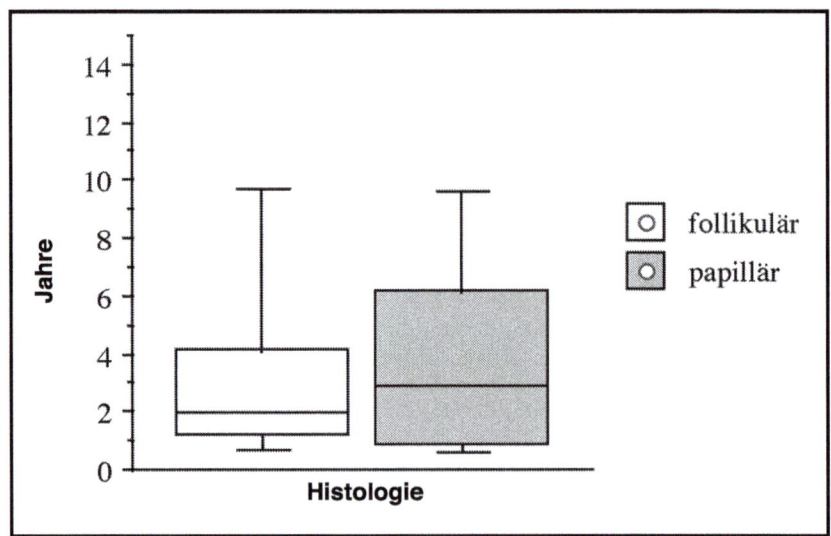

Desweiteren wurde untersucht, in welchem Maße eine TG-Erhöhung bei Auftreten von Rezidiven in Abhängigkeit von der SD-Hormonsuppression und der Histologie vorlag (Abb.45). Grundsätzlich lagen dabei die TG-Werte sowohl unter SD-Hormonsuppression als auch unter Stimulationsbedingungen bei Rezidiven aus follikulären Karzinomen höher als bei papillären Primärtumoren. Die Streuung der TG-Werte bei papillären Rezidivtumoren war deutlich größer und nahm unter Suppressionstherapie häufiger als bei follikulären Rezidivtumoren normale Werte an (<2ng/ml).

Abb. 45: TG-Spiegel zur Zeitpunkt der Rezidivdiagnose mit und ohne TSH-Stimulation (Box-Plot, einfach-logarithmisch, Median mit Std.: 5%- und 95%- bzw. 25%- und 75%-Quantil)

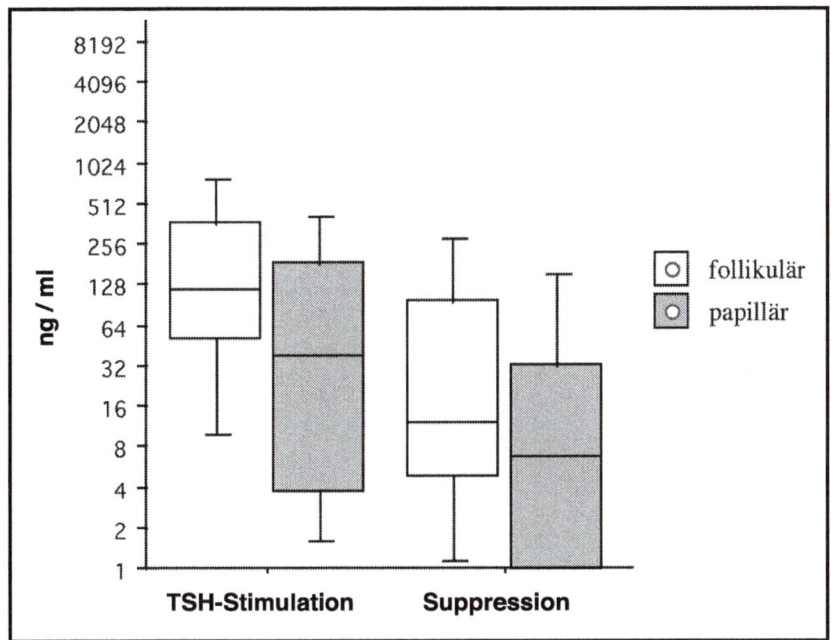

Für das weitere therapeutische Vorgehen entscheidend war die Frage der RJ-Speicherung der Rezidive (Tabelle 41). Es zeigte sich, daß 61,4% aller Rezidivtumoren einen zur weiteren RJT ausreichenden RJ-Uptake aufwiesen ohne signifikanten Unterschied bezüglich der Histologie der Primärtumore.

Entsprechend wurde in 45,7% der Fälle das Rezidiv ausschließlich durch eine RJT behandelt oder in 28,6% eine andere Therapie (OP oder Bestrahlung)

95

zumindest mit einer RJT kombiniert (Tabelle 42). In 7,2% der Fälle wurde allein die Indikation zur Resektion gestellt, in einem Fall wurde ausschließlich eine kombinierte Radiochemotherapie durchgeführt. Bei 14,3% der Patienten mit Rezidiven konnte keine definitive Therapie eingeleitet und nur symptomatisch behandelt werden.

Tabelle 41: RJ-Speicherung der Rezidivmanifestation in Abhängigkeit von der Histologie

| RJ-Speicherung | Histologie [n] | | Summe |
	papillär	follikulär	
deutlich	26	17	43
gering	1	1	2
keine	15	10	25
Summe	42	28	70

Tabelle 42: Therapie der Rezidive

Therapieart	Anzahl [n]	Häufigkeit [%]
RJT	32	45,7
OP	5	7,2
RJT + OP	19	27,2
RJT + STR	1	1,4
STR + OP	2	2,8
STR + Chemotherapie	1	1,4
keine / symptomatisch	10	14,3
Summe	70	100

Der größte Teil der zervikalen Rezidive entstand aus papillären Tumoren (pT4), in erster Linie handelte es sich um Lokalrezidive, seltener um LK-Metastasen. Zervikale Rezidive aus follikulären Tumoren waren deutlich seltener und stellten sich ebenfalls hauptsächlich als Lokalrezidive, weniger als LK-Metastasen dar (Abb. 46). Aus Primärtumoren im T-Stadium pT1 entstanden keine zervikalen Rezidive.

Tabelle 43: Lokalisation der Rezidive in Abhängigkeit von der Histologie

Rezidiv-	Histologie [n]		Häufigkeit	
Lokalisation	papillär	follikulär	gesamt [n]	[%]
lokal	16	5	21	30,0
LK-zervikal	11	3	14	20,1
LK-mediastinal	3	2	5	7,1
LK-axillär	1	-	1	1,4
pulmonal	8	4	12	17,1
ossär	3	9	12	17,1
pulmonal + ossär	-	2	2	2,9
Leber	-	1	1	1,4
Hirn	1	1	2	2,9
Summe	43	27	70	100

Abb.46: Zervikale Rezidivmanifestation in Abhängigkeit vom Tumorstadium pT (TNM)

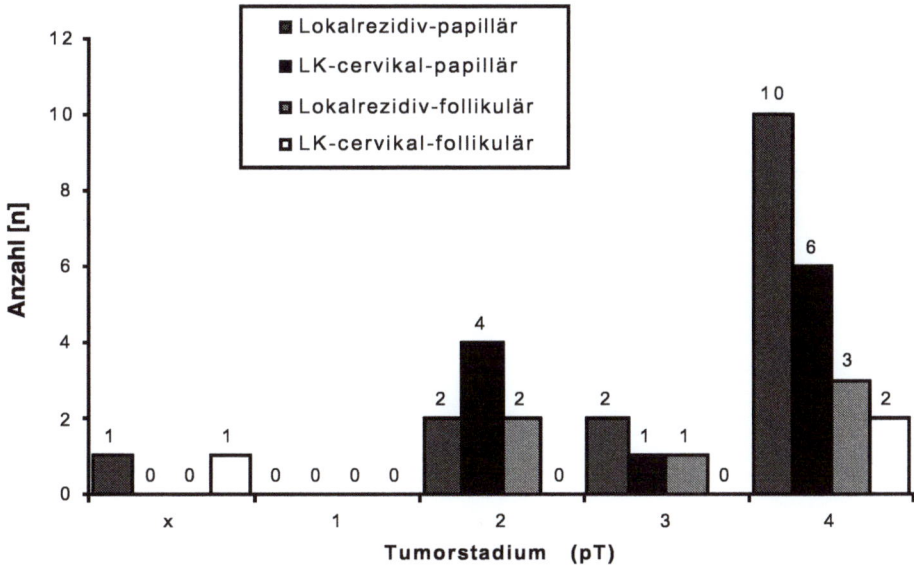

97

In Tabelle 44 sind die Untersuchungsmethoden dargestellt, mit denen die Rezidive festgestellt wurden. Die zervikale Sonographie und die Szintigraphie mit I-131 stellten dabei die wichtigsten diagnostischen Maßnahmen dar. Ein anderes wichtiges Kriterium war der Anstieg des Tumormarkers (TG), auch wenn zunächst kein morphologisches Korrelat vorlag. Eine dem gegenüber untergeordnete Rolle in der Rezidivfeststellung spielten radiologische Verfahren (Röntgen/CT/MRT) und andere nuklearmedizinische Methoden (MIBI-Szintigraphie/PET).

Tabelle 44: Diagnostik der Rezidive

Untersuchung	Anzahl [n]	Häufigkeit [%]
Palpation	2	2,9
Sonographie / FNP	20	28,5
Rö-Thorax	4	5,7
CT-Thorax	2	2,9
Rö-Knochen	2	2,9
MRT-Hals/Mediastinum	3	4,3
MIBI-Szintigraphie	2	2,9
I-131-Szintigraphie	20	28,5
PET	2	2,9
TG-Anstieg ohne Korrelat	13	18,5
Summe	70	100

Abb. 47: Fallbeispiel: bildgebende Diagnostik bei einem Lokalrezidiv

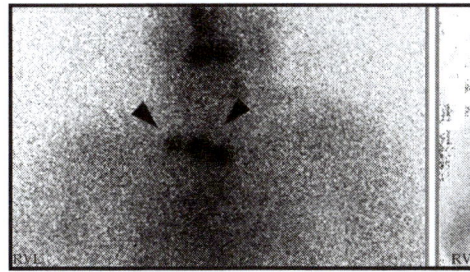 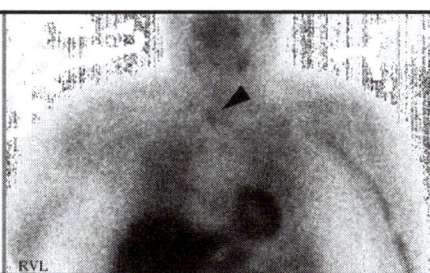

A) I-131-Szintigraphie (nach Therapie mit 3700 MBq)   B) Sesta-MIBI-Szintigraphie

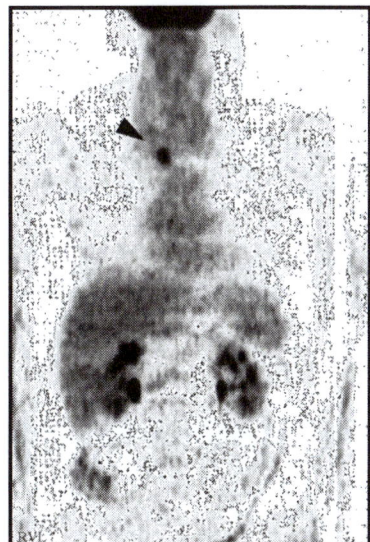

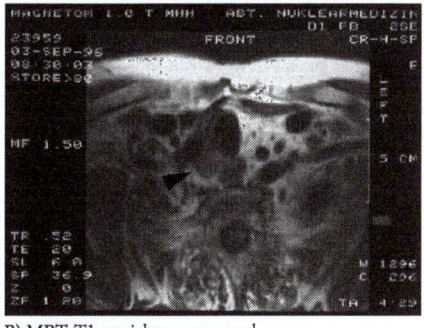

B) MRT, T1-gewichtet, transversal

C) ¹⁸FDG-PET, statisch

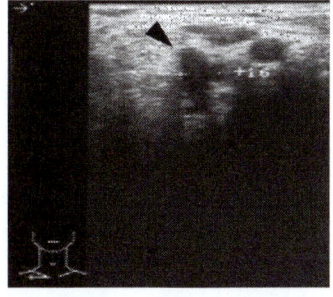

D) Sonogramm: 7,5 MHz Linearschallkopf

- Lokalrezidiv re paratracheal mit mäßiger RJ-Speicherung (A) und nur geringer Sesta-MIBI-Anreicherung (B).
- Morphologische Darstellung des Lokalrezidivs mittels Sonographie (D) als echoarme RF. Bei retrosternalen Rezidiven bessere Darstellbarkeit der RF und Bezug zu benachbarten Strukturen (Invasivität) in der MRT (B).
- In der PET (C) Nachweis des Rezidivs als fokal erhöhter FDG-Uptake, jedoch im Vergleich zur RJ-Szintigraphie eher geringerer Befund („flip-flop").

62-jähriger Patient mit foll SD-Ca pT3bpN1bM1 (pul) Stad. IV re, ED 9/93, RJT mit bislang 81,40 GBq, Teilremission (TG-Abfall von 1230 auf 52,4 ng/ml 11/95), Rezidiv 11/95 (med) mit RJ-Speicherung (seitdem TG-Wiederanstieg auf 1804 ng/ml)

99

4.19 Krankheitsverlauf und Überleben

Zur Beurteilung des weiteren Krankheitsverlaufs nach RJT erfolgte die Einteilung in Vollremission (VR), Teilremission (TR) und Tumorprogreß (PR) (näheres Kapitel 2.4).

In Abb. 48 wurde der Krankheitsverlauf mit der initialen Metastasierungsart verglichen. Dabei zeigte sich, daß die Patientengruppe mit pulmonalen Metastasen den größten Teil an VR (56% aller Patienten mit VR) aufwies. Patienten mit ossären Metastasen oder kombiniert ossär-pulmonalen Metastasen hatten einen deutlich kleineren Anteil an VR (28,6% und 15,9%). Die schlechteste Prognose war bei Patienten mit sehr seltenen, atypischen („anderen") Metastasen zu finden.

Ein Beispiel für eine TR findet sich in Abb. 49. Hier konnte eine größere ossäre Metastase (Femur rechts) bereits mit nur einer Therapiefraktion (11,1 GBq I-131) kuriert werden, als Residuum fand sich eine kleine Restosteolyse bei überwiegender Reossifikation der ursprünglichen, großen Läsion im Röntgenbild. Eine Nierenmetastase zeigte weiterhin eine RJ-Speicherung, der Tumormarker TG war dagegen deutlich rückläufig.

Abb. 48: Krankheitsverlauf abhängig von der Metastasierungsart nach RJT

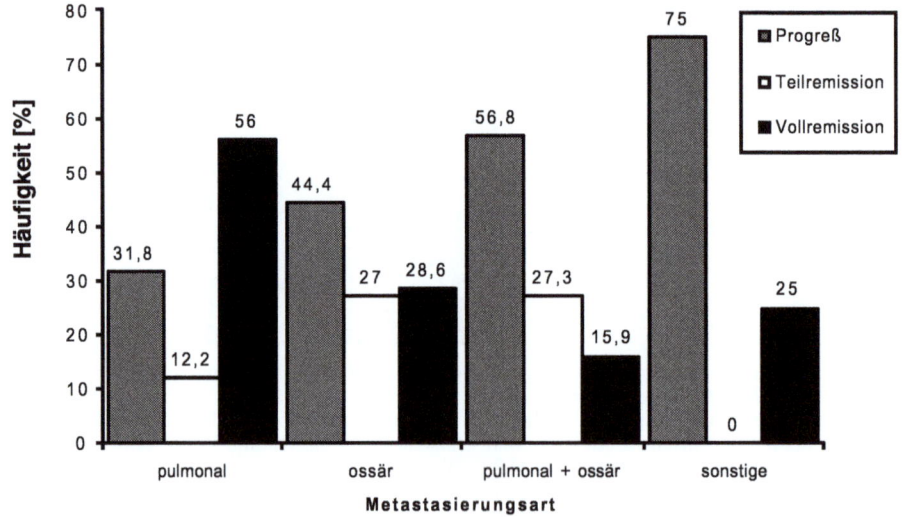

100

Abb. 49: Teilremission einer Knochenmetastase mit Rückgang der RJ-Speicherung, des Tumormarkers TG und Re-Ossifikation der Osteolyse im Röntgenbild

• 72-jährige Patientin, follikuläres SD-Ca
• pTÁapN0pM1

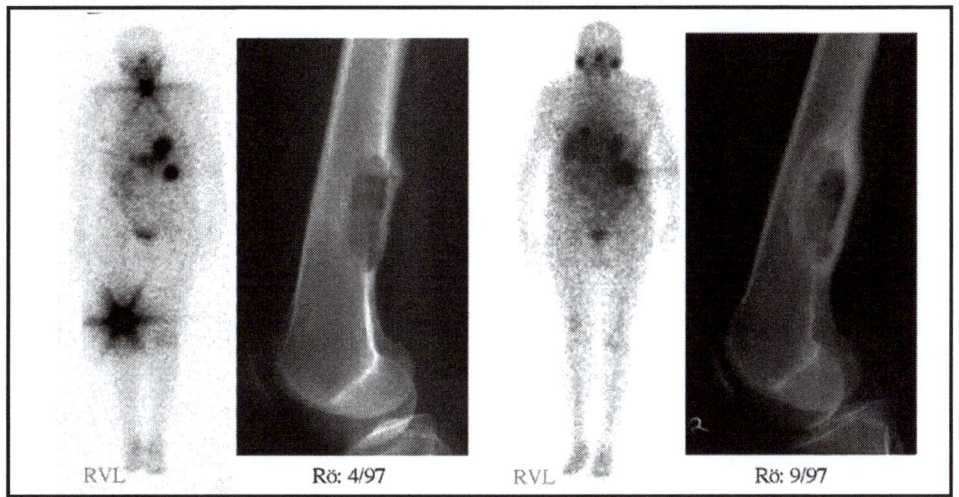

4/97: 11,1 GBq I-131
hTg: 8675 ng/ml

9/97: 7,4 GBq I-131
hTg: 1330 ng/ml

Wie oben beschrieben hatten Patienten mit ausschließlich pulmonalen Metastasen gegenüber den anderen Metastasierungsarten die beste Prognose, dies spiegelt sich auch - wie im folgenden ausgeführt - in der Überlebensanalyse (nach Kaplan-Meier) wider (Abb. 50). Mir hoher Signifikanz (p < 0,0005) war das Überleben bei Patienten mit pulmonalen Metastasen mit RJT deutlich länger als bei allen anderen Gruppen (im Mittel 19,9 Jahre).

Das Überleben bei ossären (im Mittel 8,9 Jahre) bzw. ossär-pulmonalen (im Mittel 7,3 Jahre) Metastasierungen mit RJT unterschied sich nicht signifikant (Tabelle 45 u. 46). Ein signifikanter Unterschied (p < 0,0005) ergab sich jedoch zwischen den Gruppe mit pulmonalen bzw. pulmonal-ossären Metastasen mit RJT gegenüber den jeweiligen kleinen Gruppen ohne RJT.

Deutlich schlechter war das Überleben bei Patienten mit atypischen Metastasen. In dieser Gruppe ergab sich, soweit bei der geringen Fallzahl beurteilbar, auch kein wesentlicher Unterschied zwischen den Überlebenskurven der Patienten mit bzw. ohne RJT (Abb. 50).

101

Abb. 50: Überleben: Kaplan-Meier-Analyse in Abhängigkeit von Metastasierungsart und Therapie

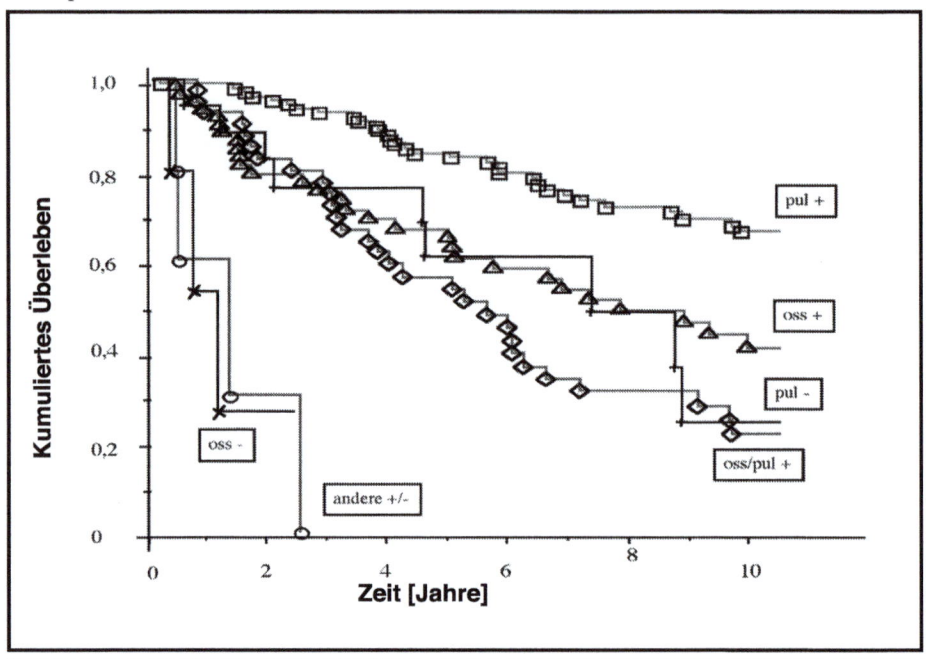

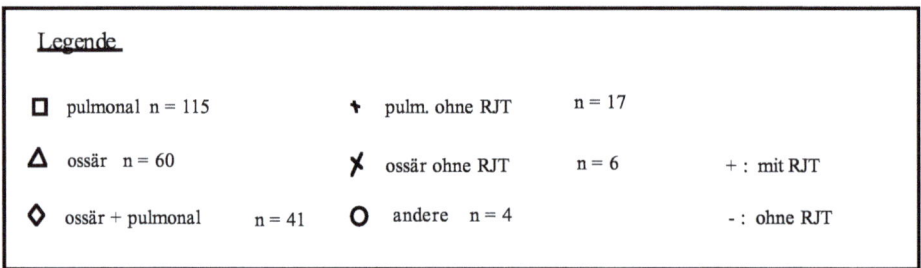

Tabelle 45: Kaplan-Meier-Analyse: Mittlere Überlebenszeiten nach Metastasierungsart

mittlere Überlebenszeit	
Metastasierungsart	Mittelwerte [Jahre]
pulmonal (RJT)	19,9
ossär (RJT)	8,9
pulmonal + ossär (RJT)	7,3
pulmonal (ohne RJT)	6,8
ossär (ohne RJT)	1,2

Tabelle 46: Kaplan-Meier-Analyse: p-Werte (Überleben) der Metastasierungsgruppen

p-Werte				
Metastasierungsart	pulmonal	ossär	pulmonal + ossär	pulmonal (ohne RJT)
ossär	< 0,0005			
pulmonal + ossär	<0,0005	0,2553		
pulmonal (ohne RJT)	0,0001	0,2413	0,9658	
ossär (ohne RJT)	<0,0005	0,0004	0,0003	0,0138

Wie in Kapitel 4.18 ausführlich beschrieben, traten bei 70 Patienten Rezidive auf. In Tabelle 47 wurde das Überleben dieser Patienten gesondert betrachtet. Es zeigte sich, daß das mittlere Überleben bei 5,1 Jahren lag. Bei Patienten mit follikulären Primärtumoren / Rezidiven war der weitere Verlauf nach der Rezidivmanifestation ungünstiger (Überleben im Mittel 4,6 Jahre) als bei den häufiger vorkommenden Rezidiven papillärer Tumore (im Mittel 5,5 Jahre).

In Tabelle 48 sind die Ergebnisse (p-Werte) einer weiteren statistischen Analyse, der sogenannten „Logistischen Regression" aufgeführt. Mit Hilfe dieser Methode lassen sich prognostische Faktoren innerhalb eines Kollektivs im Hinblick auf einen Therapieerfolg berechnen und eine Rangliste der einzelnen Parameter bezüglich ihres Einflusses auf das Ergebnis einer Therapie erstellen.

Betrachtet man das gesamte Kollektiv (Tabelle 48: Spalte 1 und 2), so zeigt sich, daß eine positive RJ-Speicherung mit der höchsten Signifikanz (p<0,0005) den Therapieerfolg voraussagt. Weitere wichtige prognostische Faktoren sind das Patientenalter (jünger 45 Jahre) und die Radikalität des

103

operativen Eingriffs (p<0,0005 und p<0,005). Histologie der Primärtumore, LK-Status, Metastasierungsart und Geschlecht sind gegenüber diesen Parametern offenbar ohne statistische Relevanz.

Tabelle 47: Rezidivüberleben in Abhängigkeit von der Histologie

Statistik	Überleben nach Auftreten des Rezidivs [Jahre]		
	Histlogie		
	papillär	follikulär	total
Mittelwert	5,504	4,552	5,123
Std.abweichung	5,516	4,148	5,003
Std.fehler	0,851	0,784	0,598
Minimum	0,003	0,90	0,003
Maximum	23,688	15,863	23,688
Anzahl	42	28	70

Tabelle 48: Prognostische Faktoren zur Beurteilung des Krankheitsverlaufs bei Patienten mit initialen Metastasen (nach Metastasierungsart), Logistische Regression (p-Werte)

M1-Gruppe	p	pulmonal	p	ossär	p
RJ-positiv	0,0002	pos. Rö-Thorax	0,0007	LK-Befall	0,0034
Patientenalter	0,0003	Rezidiv	0,0084	T-Stadium	0,0096
OP-Radikalität	0,0025	T-Stadium	0,0195	onkozyt. Diff'	0,0120
Histologie	0,1908	Histologie	0,0822	multiple Metas.	0,0792
LK-Befall	0,8425	onkozyt. Diff'	0,5397	hTG	0,2793
Metast.-Art	0,8653	hTG	0,6465	Rezidiv	0,5352
Geschlecht	0,9108	LK-Befall	0,2368		

Innerhalb der Patienten-Gruppe mit Lungenmetastasen, eine RJ-Speicherung in den Metastasen vorausgesetzt, geht ein positiver Rö-Thorax-Befund (größere, noduläre Metastasen >ca. 10mm) mit einer sehr schlechten Prognose einher (höchste Signifikanz). Andere wichtige prognostische Faktoren bei pulmonalen Filiae sind Auftreten eines Rezidivs und Histologie (im Gegensatz zu Patienten mit Knochenmetastasen, hier ohne Einfluß).

In der Patienten-Gruppe mit Knochenmetastasen war ein positiver LK-Befall statistisch besonders relevant. Dies spricht möglicherweise für eine erhöhte Aggressivität der bei ossären Metastasen häufigeren follikulären Primärtumore, die seltener LK-Metastasen verursachen (siehe auch Kapitel 4.12) als papilläre

Karzinome. Das Tumorstadium pT (nach UICC) hatte bei Knochenmetastasen einen etwas größeren Einfluß auf die Prognose als bei Lungenmetastasen. Eine onkozytäre Subdifferenzierung war nur bei Knochenmetasasen für die Prognose relevant.

4.20 Nebenwirkungen der RJT

Die Betrachtung der Nebenwirkungen (NW) der hochdosierten RJT beschränkte sich auf die Bewertung der lebensbedrohlichen, unerwünschten Wirkungen. Leichte NW, wie Übelkeit oder Mundtrockenheit wurden nicht berücksichtigt.

Lebensbedrohliche NW waren Blutbildveränderungen (BBV), Knochenmarkaplasien (KMA) sowie akute myeloische Leukämien (AML), die während der Therapie auftraten und z.T. eine Fortsetzung der RJT verhinderten (AML, KMA, schwere BBV) oder zumindest eine Therapiepause erforderlich machten (leichte und mittelgradige BBV). Ebenfalls untersucht wurde das Auftreten von Zweittumoren nach der RJT, ein ursächlicher Zusammenhang konnte im Einzelfall jedoch nicht endgültig beurteilt werden (Abb. 51).

Insgesamt fanden sich bei 62 Patienten (25,5% des M1-Kollektivs) potentiell lebensbedrohliche NW. Die mittlere applizierte Aktivität bei diesen Patienten lag mit 54,2 ± 27,5 GBq I-131 im Mittel höher als im Gesamtkollektiv der M1-Patienten (35,1 ± 28,5 GBq I-131).

Die häufigsten NW waren BBV in unterschiedlicher Ausprägung (n=46; 74,2% der NW). Seltener war eine vollständige Schädigung des blutbildenden Knochenmarks in Form einer Aplasie (n=5; 8,1% der NW) bzw. eine AML (n=6; 9,7% der NW). Sehr selten war das Auftreten von Zweittumoren (n=5; 8,1% der NW).

Bei der Therapie von ossären Metastasen traten 64% (n=39) aller schweren NW auf, bei der Therapie anderer Metastasen (pulmonale, atypische) hingegen nur 36% (n=22) der NW. Insbesondere zeigte sich ein deutliches Überwiegen mit 78,3% (n=18 von 23 Fällen) der schweren und schwersten NW (schwere BBV, KMA, AML) bei der Therapie von Knochenmetastasen. Bei der Therapie nicht ossär metastasierter SD-Karzinome überwogen leichte und mittelgradige BBV, akut lebensbedrohliche NW traten nur in Einzelfällen (n=5) auf.

Abb. 51: Nebenwirkungen (Anzahl) der Radioiodtherapie

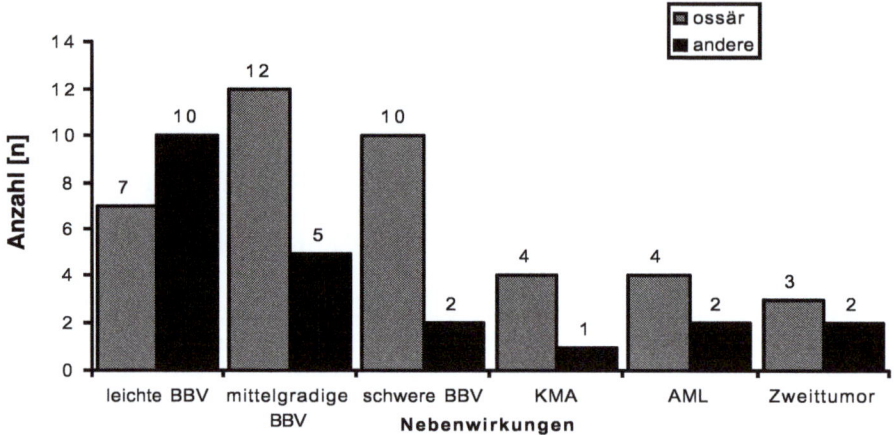

4.21 Komplikationen der Grunderkrankung / Metastasen und Exitus

Im Beobachtungszeitraum sind ca. 49% (n=118) aller M1-Patienten (n=243) verstorben. Der Anteil der verstorbenen Patienten mit Rezidiv betrug etwa ein Drittel (38 von 118 Patienten). Von den noch lebenden Patienten hatten etwa ein Viertel (32 von 125 Patienten) ein Rezidiv (Tabelle 49).

Der größte Anteil der Patienten mit pulmonalen Metastasen lebte noch am Stichtag (86 von 132 Patienten; 65,2%), während bei den übrigen Metastasierungsarten der größere Teil der Patienten bereits verstorben war (ossär: 58,7%; pulmonal/ossär: 72,7%; sonstige Metastasen: 3 von 4 Patienten verstorben), siehe auch Tabelle 50.

Tabelle 49: Überleben in Abhängigkeit vom Auftreten eines Rezidivs (Häufigkeit)

Status	Rezidiv				Summe	
	mit		ohne			
	[n]	[%]	[n]	[%]	[n]	[%]
lebt	32	13	93	38	125	51
verstorben	38	16	80	33	118	49
Summe	70	29	173	71	243	100

Tabelle 50: Überleben in Abhängigkeit von der Metastasierungsart (Anzahl)

Status	Metastasierungsart [n]				Summe
	pulmonal	ossär	pulmonal + ossär	sonstige	
lebt	86	26	12	1	125
verstorben	46	37	32	3	118
Summe	132	63	44	4	243

Betrachtet man den Status der Patienten zum Stichtag unter Berücksichtigung des Krankheitsverlaufs (Tabelle 51), so zeigt sich, daß noch 88% (n=88) der Patienten mit VR und 58% (n=26) der Patienten mit TR lebten, jedoch 89% (n=87) der Patienten mit PR bereits verstorben waren.

Tabelle 51: Überleben in Abhängigkeit vom Krankheitsverlauf (Anzahl)

Status	Krankheitsverlauf [n]			Summe
	Vollremission	Teilremission	Progreß	
lebt	88	26	11	125
verstorben	12	19	87	118
Summe	100	45	98	243

Bezogen auf die Altersgruppen (Tabelle 52) war der Anteil der verstorbenen Patienten bis 45 Jahre (Stadium II) mit 19,5% der Männer und 12,2% der Frauen deutlich kleiner als bei den älteren Patienten (Stadium IV; älter als 45 Jahre). In der Gruppe der älteren Patienten waren 59,1% der Frauen und 63,6% der Männer verstorben.

Auch die RJ-Speicherung in den Metastasen hat, wie bereits in Kapitel 4.19 (Überlebensanalysen) gezeigt, einen Einfluß auf die Prognose (Tabelle 53). So lebten am Stichtag noch 53,2% (117 von 220 Patienten) mit positivem RJ-Uptake und nur noch 34,8% (8 von 23 Patienten) ohne RJ-Speicherung.

Bei Tumorprogreß waren die häufigsten Todesursachen Komplikationen der Grunderkrankung (Tabelle 54 und 55). Bei pulmonalen Metastasen waren dies in erster Linie Dyspnoe, Pneumonien und Kachexie, bei ossärer Beteiligung eine Reduktion des Allgemeinzustandes durch pathologische Frakturen, Lähmungen und Immobilisierung. Durch schwere Komplikationen, vermutlich infolge der RJT (KMA, AML), verstarben 11 Patienten, die sich überwiegend in TR aber auch in einem Fall in VR befanden. Die meisten anderen Todesursachen bei Patienten mit VR waren kardiale Probleme oder andere Tumorerkrankungen sowie neurologische Ursachen.

Tabelle 52: Überleben in Abhängigkeit von Altersgruppen (WHO) und Geschlecht (Anzahl)

Status	w [n]		m [n]		Summe
	Stad. II	Stad. IV	Stad. II	Stad. IV	
lebt	36	56	17	16	125
verstorben	5	81	4	28	118
Summe	41	137	21	44	243

Tabelle 53: Überleben in Abhängigkeit von der RJ-Speicherfähigkeit der Metastasen

Status	RJ-Speicherung				Summe	
	positiv		negativ			
	[n]	[%]	[n]	[%]	[n]	[%]
lebt	117	48,1	8	3,3	125	51,4
verstorben	103	42,4	15	6,2	118	48,6
Summe	220	90,5	23	9,5	243	100

Tabelle 54: Todesursachen des M1-Kollektivs in Abhängigkeit vom Krankheitsverlauf (Anzahl / Häufigkeit)

Todesursachen	PR	TR	VR	Anzahl [n]	Häufigkeit [%]
SD-Karzinom	80	-	-	80	67,8
KM-Aplasie	-	4	1	5	4,2
AML	2	4	-	6	5,1
Zervix-Ca	-	1	-	1	0,9
Magen-Ca	-	-	1	1	0,9
Nierenzell-Ca	1	-	1	2	1,7
Prostata-Ca	-	-	1	1	0,9
Herzinfarkt	3	4	1	8	6,7
Herzinsuffizienz	-	3	4	7	5,8
Endokarditis	1	-	-	1	0,9
Apoplex	-	1	2	3	2,5
Demenz	-	1	-	1	0,9
Unfall	-	1	1	2	1,7
Summe	87	19	12	118	100

Tabelle 55: Schwere Komplikationen mit Todesfolge im Rahmen der Grunderkrankung abhängig von der Metastasierungsart

	Metastasen [n]				gesamt	
Komplikationen	pul	oss	pul +oss	sonstige	[n]	[%]
Paresen, Plegien	3	14	6	2	25	21,2
pathologische Frakturen	3	6	4	-	13	11,0
Dyspnoe, Pneumonie, Stridor	12	3	4	1	20	17,0
Anämie	3	2	2	-	7	5,9
Kachexie, reduzierter AZ	11	3	7	-	21	17,8
Kardiopulmonale Dekompensation	2	2	1	-	5	4,2
Hirndruck, - blutung, cerebr. Krämpfe	3	-	2	-	5	4,2
GIT-Blutung, akutes Abdomen	-	1	2	-	3	2,5
Leberversagen	1	-	-	-	1	0,9
unbekannt	8	6	4	-	18	15,3
Summe	46	37	32	3	118	100

5 Diskussion

5.1 Epidemiologie, Ätiologie, Strahlenexposition

Die Radioiodtherapie des differenzierten Schilddrüsenkarzinoms (SD-Ca) wurde erstmalig im August 1946 im Barnard-Hospital St. Louis, USA durchgeführt (Halnan 1965) und ist seit den 60er Jahren in Deutschland etabliert. In der MHH wird die RJT seit Mitte der 60er Jahre erfolgreich eingesetzt. Seit dieser Zeit wurden auch initial metastasierte SD-Tumore zunächst in einzelnen Fällen mit hochdosierter RJT behandelt sowie durch nierdrigdosierte szintigraphische Kontrollen mit I-131 stationär nachuntersucht (Schober, Hundeshagen 1987).

Das differenzierte SD-Ca ist mit einer Inzidenz von 1,4 auf 100.000 Einwohner ein seltener Tumor und kommt in der Mehrzahl der Fälle bei Erwachsenen vor. Insbesondere die inital metastasierten SD-Karzinome sind bei jüngeren Patienten selten. Als kausale Faktoren werden geographische Gegebenheiten, Strumainzidenz und Iodunterversorgung sowie ionisierende Strahlung diskutiert (Moser 1997), die genaue Ätiologie ist nicht geklärt.

In neuerer Zeit werden genetische Dispositionen postuliert (Goretzki, Schulte 1998). Hierzu zählt die G-Protein-Mutation (Gorelow 1996), Aktivierung des ras-Onkogens (Wynford-Thomas 1993) und des RET-PTC-Onkogens (Klugbauer 1995) sowie die Inaktivierung der Tumorsuppressorgene p53 (Simon 1993) und p15/p16 (Goretzki 1997).

Eine aktuelle Bedeutung hat die vermehrte Inzidenz des SD-Ca bei Kindern nach dem Reaktorunglück in der Ukraine 1986, bei der es nach einer Atomreaktorexplosion zu einer massiven Emission von I-131 und Cs-137 kam. Die dadurch bedingte deutliche Strahlenbelastung der Schilddrüse führte insbesondere bei Kindern unter 15 Jahren dieser Region zu einem dramatischen Anstieg der Inzidenz der Schilddrüsenkarzinome von 0,5 auf 100 (Watson 1986, Moser 1997).

Die Schilddrüsentumore der Kinder aus Tschernobyl, die in Deutschland vor allem in der Klinik für Nuklearmedizin der Universität Würzburg behandelt und nachgesorgt werden (Reiners 1997, Reiners 1998), sind durch eine besonders frühe Metastasierung und ein schnelles, organüberschreitendes Wachstum gekennzeichnet (Kazakov 1992).

In Deutschland hat die Inzidenz bei Kindern nicht zugenommen, die Strahlenexposition der Bevölkerung lag zur Zeit des Reaktorunglücks im Schwankungsbereich der normalen Variation der jährlichen Strahlenexposition aus natürlichen Quellen (Reiners 1997).

110

Unser Gesamtkollektiv an Patienten mit differenziertem Schilddrüsenmalignom bestand bis zum Stichtag (31.12.1997) aus 3088 Patienten, die in der Abteilung für Nuklearmedizin der MHH behandelt und/oder betreut wurden.

In dem der Studie zugrundeliegendem Kollektiv mit initialer Metastasierung, das insgesamt 243 Patienten bis zum Stichtag umfaßte, waren nur 7 Patienten unter 15 Jahren (3%) und 62 Patienten bis 45 Jahre alt - entsprechend Stadium II nach der WHO-Klassifikation (Hedinger 1987). Der weitaus größere Teil der Patienten war älter (>45 Jahre). In der Literatur ist der Anteil der Patienten aller Tumorstadien unter 15 Jahre mit 3-5% ähnlich niedrig (Desjardins 1988).

Das Durchschnittsalter schwankte bei Männern um 50,2 Jahre, bei Frauen um 57,1 Jahre. Frauen waren im Mittel 2,7-fach so häufig betroffen wie Männer; bei einer atypischen, initialen Metastasierung waren nur Frauen betroffen.

Diese Ergebnisse stimmen im wesentlichen mit denen anderer Autoren überein - bei Patienten aller Tumorstadien (Hamann 1990, Müller 1982, Börner 1987). Initiale, atypische Metastasierungen sind sehr selten und bislang nur in Einzelfällen beschrieben (Samuel 1997, Runne 1976).

Das höhere Erkrankungsrisiko bei Frauen ist möglicherweise auf die Einnahme von Kontrazeptiva, Östrogenpräparaten und Laktationshemmern sowie eine lange Reproduktionszeit (Menarche - Menopause) zurückzuführen (McTiernan 1984).

Eine externe Bestrahlung im Kindesalter, die als gesicherter ätiologischer Faktor gilt, ist bei keinem der Patienten unseres M1-Kollektivs durchgeführt worden. Aus der Literatur ist bekannt, daß mit einer Latenz von 5-30 Jahren ein 30-100fach höheres Risiko eines meist multizentrisch wachsenden SD-Karzinoms besteht. Dies betrifft 25-30% der bestrahlten Patienten (Hall 1991).

Mit einer Latenz von 15-20 Jahren traten in Japan nach den Atombombenexplosionen in Hiroshima und Nagasaki vorwiegend bei Jugendlichen und Frauen SD-Karzinome auf (Schauer 1984).

Regional besonders niedrige Inzidenzraten weisen England, Dänemark, Indien, Ungarn und Kamerun auf (Schimpff 1979).

Ein ursächlicher Zusammenhang der SD-Karzinom-Entstehung auf dem Boden einer chronischen Thyreoiditis wird diskutiert (Mc Kee 1993). In unserem Kollektiv wurde in Einzelfällen eine begleitende Thyreoiditis im histologischen Präparat beobachtet, eine quantitative Auswertung hätte jedoch einer genauen, histologischen Aufarbeitung der Präparate bedurft und war im Rahmen der Studie nicht möglich.

5.2 Klinik und Diagnostik

Bei 96% der M1-Patienten traten charakteristische Beschwerden auf. Obwohl alle Patienten Fernmetastasen aufwiesen, war in 61,3% der Fälle das Leitsymptom eine progrediente Halsschwellung. Spätsymptome durch Metastasen führten in 46% zur Diagnosestellung einer Tumorerkrankung. Dies ist vereinbar mit einer relativ großen Zahl von pT1-2-Tumoren, die sich klinisch offenbar nicht unmittelbar lokal bemerkbar machen. Gerade deshalb zählen Anamnese und Palpationsbefund auch im Hinblick auf den Lymphknotenstatus zu den wichtigsten Untersuchungsmethoden in der Primärdiagnositk der SD-Malignome (Reiners 1994, Pfannenstiel 1997).

Jeder SD-Knoten sollte daher weiter durch Sonographie (echoarm!) und Szintigraphie sowie Feinnadelpunktion (FNP) im Falle von szintigraphisch kalten oder kühlen Knoten abgeklärt werden (Müller 1985).

Insbesondere rasch wachsende, singuläre Knoten bei jüngeren Patienten und progrediente, therapieresistente Heiserkeit (5,4% unserer M1-Patienten) und ein Hornersyndrom sind malignom-verdächtig (Rabano 1991). Diese Symptome sind als Spätsymptome zu werten und kommen vorwiegend bei organüberschreitendem Wachstum (pT4-Tumore) vor (Sophocleous 1994).

Knotige Veränderungen sind bei Männern seltener als bei Frauen, jedoch häufiger bösartig (Droese 1987). Diese Ergebnisse ließen sich mit unseren Daten bestätigen.

Bei Verdacht auf retrosternales Tumorwachstum sollten zusätzlich praeoperativ CT (ohne Kontrastmittel) oder MRT zur OP-Planung eingesetzt werden (Reiners 1994). Dabei sind die genannten Verfahren nicht in Konkurrenz sondern als komplementär zu sehen.

Nur 3,3% der M1-Patienten waren beschwerdefrei bei Diagnosestellung. Dies ist erwartungsgemäß deutlich seltener als bei den niedrigeren Tumorstadien pT1-2N0M0 (Sophocleous 1994).

Da die Morphologie und der Organbefall der Fernmetastasen nicht spezifisch sind für die Schilddrüsenmalignome, ist der Primärtumor in vielen Fällen erst durch die Biopsie einer Metastase festzustellen. In unserem Kollektiv wurde in ca. 25% der Fälle die Diagnose auf diese Art gestellt und erst sekundär die Thyreoidektomie durchgeführt. Dabei haben immunhistochemisch Verfahren (TG-/Calcitonin-Färbung) eine große Bedeutung in der Differenzierung erlangt (Hedinger 1987).

Durch Entfernung oder Punktion eines pathologischen zervikalen Lymphknotens wurde in 14% die Diagnose gesichert - noch vor der Thyreoidektomie oder der Entdeckung einer Fernmetastasierung.

Szintigraphisch kalte Knoten können in Verbindung mit einer hyperthyreoten

Stoffwechsellage durch Suppression des normalen SD-Gewebes maskiert werden. So fand man bei 12% der Patienten praeoperativ eine Autonomie mit Hyperthyreose (Sophocleous 1994), die sich postoperativ nicht mehr nachweisen ließ.

In der Literatur wurde bei Vorkommen von Fernmetastasen des bereits resezierten, differenzierten SD-Karzinoms in einzelnen Fällen eine Hyperthyreose infolge einer tumorbedingten Hormonsynthese gefunden (Scherubl 1989). Ein solches „paraneoplastisches Syndrom" kann durch irrtümliche Gabe iodhaltiger Kontrastmittel induziert werden (Ehrenheim 1986, Lorberboym 1996).

In unserem Kollektiv war eine metastasen-induzierte Hyperthyreose ebenfalls in einem Fall mit ossärer Metastasierung ohne vorangegangene Kontrastmittelgabe aufgetreten, die passager mit Thyreostatika behandelt werden mußte.

Die Bestimmung des hTG praeoperativ als Tumormarker ist als nicht sicher zu bewerten, da es eine deutliche normale Schwankungsbreite (bis 70 ng/ml) gibt. Jedoch sind Fälle mit hTG-Werten >1000 ng/ml mit einem großen Karzinomrisiko bzw. einer Metastasierung verbunden (Börner 1987). Bei extrem hohen Werten >10.000 ng/ml ist von einem bereits metastasierten, differenzierten SD-Karzinom auszugehen. In unserem M1-Kollektiv war dies bei 2 Patienten (< 1%) jeweils als Zufallsbefund der Fall.

Die zervikale Sonographie dient nicht nur in der Schilddrüsendiagnostik zur Lokalisation und Ausmessung der Knoten sondern auch der Beurteilung des Lymphknotenstatus. Desweiteren ist eine gezielte FNP bei kleineren Läsionen nur unter Ultraschallkontrolle möglich. Eine genauere Dignitätsbeurteilung der Knoten ist auch bei ausgedehnteren Tumorstadien, wie sie häufiger bei M1-Tumoren vorkommen, nicht sicher erreichbar, jedoch sind Malignitätskriterien, wie organüberschreitendes Wachstum, deutliche Echoarmut, Verkalkungen, ausgedehnte LK-Vergrößerungen und Gefäßummauerungen sonographisch faßbar (Schwarzrock 1984, Mann 1997). Dies konnte z.T. mit eigenen Ergebnissen bestätigt werden.

Die Dopplersonographie zur Dignitätsbeurteilung ist noch nicht ausgereift, jedoch im Einzelfall sehr hilfreich zur Beurteilung des intratumoralen Gefäßverlaufes sowie ggf. zur Differenzierung zwischen Gefäß und LK bei fehlendem Flußsignal (Hübsch 1992, Angelillis 1995, Rago 1998). In einem Fall konnte eine falsch positive, zervikale RJ-Speicherung durch eine Gefäßmalformation erklärt werden (Giuffrida 1993).

Die Szintigraphie (Tc-99m, I-123) ist zur Differenzierung zwischen heißen und kalten Knoten ein unentbehrliches Verfahren in der Schilddrüsendiagnostik, obwohl seit der Einführung der strahlungsfreien Sonographie ihre Bedeutung allgemein zurückgegangen ist (Schicha 1990).

Typisch für ein Malignom sind hypofunktionelle, sogenannte „kalte" Knoten, wobei die Praevalenz im Mittel bei ca. 4-6% liegt (Biersack 1982, Pfannenstiel 1997). Im eigenen Patientenkollektiv waren >90% der untersuchten Knoten szintigraphisch kalt, nur ca. 10% der Knoten waren unabhängig von Histologie und Anzahl der Herde szintigraphisch nicht faßbar (indifferent), heiße Knoten in Verbindung mit einem Karzinom wurden nicht beobachtet. Bei ca. 28% der Patienten wurde auf eine Szintigraphie verzichtet.

Bei 40% unserer Patienten wurde praeoperativ eine Aspirationszytologie (FNP) durchgeführt. Dabei waren 48% der Ergebnisse positiv, 21,4% suspekt und 30,6% unauffällig. Im Vergleich zu Literaturdaten ist dies ein eher schlechtes Ergebnis und möglicherweise auf die große Zahl unterschiedlicher Untersucher aus verschiedenen Instituten bzw. die fehlende Sonographietechnik in den 60-70er Jahren zurückzuführen.

Heutzutage liegt die Sensitivität der FNP bei geübten Untersuchern bei etwa 80-90% (Reiners 1994). Zudem ist die zytopathologische Beurteilbarkeit durch immunhistochemische Färbetechniken verbessert worden (Hedinger 1987, Sandritter 1986).

Zusammenfassend sind auch beim metastasierten SD-Karzinom in der Primärtumorsuche wie bei niedrigeren Tumorstadien die etablierten diagnostischen Verfahren richtungsweisend. Da jedoch mit ausgedehnteren Lokalbefunden zu rechnen ist, sind häufiger aufwendige Schnittbildverfahren zur OP-Planung einzusetzen. Die lokale Beschwerdesymptomatik und Komplikationsrate ist deutlich höher als bei niedrigeren Tumorstadien.

Was die Primärdiagnostik der Fernmetastasen anbelangt, so sind verschiedene szintigraphische und radiologische Verfahren komplementär (RJ-Szintigramm-Knochenszintigraphie-Nativröntgen-CT-MRT). Da Morphologie und Verteilungsmuster von Läsionen nicht spezifisch für das SD-Karzinom sind, gelingt die Diagnose nur histologisch durch Biopsien einer Läsion mit anschließender immunhistochemischer Färbung, wenn kein richtungsweisender, zervikaler Befund vorliegt.

Bei der Diagnostik der Lungenmetastasen, speziell der disseminierten Filialisierung, ist die RJ-Szintigraphie aufgrund ihrer höheren Spezifität und Sensitivität dem Röntgen und der Computertomographie bei initialen Metastasen überlegen (eigene Ergebnisse), zumal eine Kontrastmittelgabe vor RJT kontraindiziert ist.

5.3 Primärtumore und lokoregionärer LK-Befall

Die Schilddrüsenkarzinome werden nach der WHO-Klassifikation (Stadien I-IV) und nach der UICC-Klassifikation (TNM) eingeteilt. Diese Einteilungen wurde konsequent auf alle eigenen Patienten angewendet, wobei nach der WHO-Klassifikation nur die Stadien II (bis 45 Jahre) und IV (> 45 Jahre) mit initialer Fernmetastasierung in diesem Kollektiv Berücksichtigung fanden. Demzufolge bezieht sich die WHO auf das Alter der Patienten bei Erstdiagnose der metastasierten Tumorerkrankung als einen wichtigen prognostischen Faktor, was in einigen Langzeitstudien gezeigt werden konnte (Schlumberger 1986). Das Alter als wichtiger prognostischer Faktor beim SD-Karzinom anderer Stadien, wurde bereits in zahlreichen anderen Studien gezeigt (Obiols 1997, Bellatone 1998).

Nach der TNM-Klassifikation, als der maßgeblichen Einteilung der SD-Karzinome, finden sich in unserem Kollektiv entsprechend der Fragestellung nur M1-Stadien mit einer Fernmetastasierung zum Diagnosezeitpunkt. Später aufgetretene Metastasen bei primär lokalen Tumorerkrankungen (M0) wurden nicht berücksichtigt. Die TNM-Klassifikation gibt so eine genauere Beschreibung des Tumorstadiums als die WHO-Klassifikation, jedoch ohne eindeutige Wertung der Prognose. Wir halten daher eine genaue Einteilung nach beiden Klassifizierungen für die beste Methode, insbesondere da die Zuordnung nach „low- und high-risk" (Stadium II bzw. IV) maßgeblich über die Art der Tumornachsorge entscheidet.

Die histologische Beurteilung der Primärtumore erfolgt in follikuläre (Ausbildung von Follikeln, minimal invasiver / grob invasiver Typ, onkozytäre Variante, mit und ohne Gefäßeinbrüche) und in papilläre Karzinome (Ausbildung von Papillen, minimal invasiver / grob invasiver Typ, onkozytäre Variante, mit und ohne Gefäßeinbrüche, follikuläre Variante) (Hedinger 1987). In bisherigen klinischen Studien konnte die unterschiedliche Histologie, ebenso wie eine onkozytäre Subdifferenzierung beim SD-Karzinom unterschiedlicher Stadien als prognostisch relevant eruiert werden (Shah 1992, Shara 1995). Es wird diskutiert, daß die unterschiedlichen Typen der Invasivität der Primärtumore einen Einfluß auf das Auftreten von LK-Metastasen und damit auf die Prognose haben (Hedinger 1987); bislang konnte dies jedoch nicht bei Präsenz von Fernmetastasen bestätigt werden (Schlumberger 1986, Gomez 1997). In Abwesenheit von Fernmetastasen haben LK-Metastasen (Dralle 1996) bzw. die Radikalität der Lymphknoten-Dissektion (Scheumann 1994) jedoch einen großen Einfluß auf das Überleben. Bei kontralateralem LK-Befall im Bereich der V. jugularis interna wird zur Verbesserung der Langzeitprognose eine ausgedehnte LK-Dissektion des cranialen Mediastinums mit partieller Sternotomie empfohlen (Sugenoya 1993), gleiches gilt für Tumore mit retrosternalem Wachstum (Wu 1998). Liegt eine ausgedehnte mediastinale LK-Metastasierung vor, kann eine totale mediastinale LK-Dissektion mit kompletter Sternotomie eine deutliche Verlängerung des rezidivfreien Intervalls auch bei fehlender RJ-Speicherung bringen (Sarrazin 1997). In unserem Kollektiv war in Gegenwart von Fernmetastasen der Einfluß von LK-Metastasen nicht prognostisch relevant.

Die Bedeutung der onkozytären Subdifferenzierung der Primärtumore für die Prognose stimmt mit eigenen Ergebnissen insbesondere auch bei M1-Stadien überein. Insbesondere papillär-onkozytäre Tumore, die zwar seltener sind als follikulär-onkozytäre Karzinome, hatten eine schlechtere Prognose wegen häufiger fehlender RJ-Speicherung. Die onkozytäre Subdifferenzierung findet deshalb besondere Berücksichtigung bei der Risikoabschätzung (Diagnose und Nachsorge) jedes einzelnen Patienten in unserer Klinik.

Multivariate Analysen anderer Kollektive zeigten, daß in Gegenwart von Fernmetastasen andere Faktoren keinen wesentlichen prognostischen Einfluß hatten. Insbesondere bei Kindern fanden sich häufiger ausgedehnte Tumorstadien vergesellschaftet mit LK- und Fernmetastasen als bei Erwachsenen, wobei papilläre Karzinome deutlich agressiver waren als follikuläre (Farahati 1998).

Das papilläre, unifokale Mikrokarzinom (pT1a, < 1cm), auch als occultes Karzinom bezeichnet, ist der einzige Sonderfall, bei dem eine Thyreoidektomie und einmalige, hochdosierte RJT ohne weitere RJ-Szintigramme - bei gekapselten Formen sogar nur eine Hemithyreoidektomie ohne RJ-Nachbehandlung (Moreno 1996) - aufgrund der guten Prognose als kuratives Vorgehen ausreichen.

Andere Autoren beschreiben beim papillären Mikrokarzinom jedoch nicht selten das Auftreten von LK-Metastasen (Kumaresan 1996, Levy 1991, Hwang 1992). In einzelnen Fällen wurden sogar Fernmetastasen beschrieben (s.u.). Eine totale Thyreoidektomie mit LK-Resektion auch bei occulten, papillären Karzinomen führt offenbar zu einer besseren Überlebenswahrscheinlichkeit (Scheumann 1994).

In unserem Kollektiv war der weitaus größte Anteil pT4-Tumore (ca. 50%), aber auch pT1-Tumore führten zu einer hämatogenen Fernmetastasierung (n=7, ca. 3%), davon wiesen nur 2 Patienten LK-Metastasen auf.

Insgesamt lag der Anteil LK-positiver (N1) M1-Tumore in unserem Kollektiv bei ca. 50% (n=121). Dabei waren LK-Metastasen bei papillären Tumoren häufiger, unabhängig vom Patientenalter, bei follikulären Tumoren war eine LK-Metastasierung insgesamt seltener und in >90% der Fälle bei älteren Patienten (Stadium IV) nachzuweisen.

LK-Metastasen >1cm sind gut in der CT und MRT darstellbar. Insbesondere bei RJ-negativen LK-Metastasen <1cm fanden sich bessere Ergebnisse in der MIBI-Szintigraphie (planar/SPECT) und der FDG-PET (Dietlein 1998). Die

116

größte Sicherheit bietet eine Kombination aus I-131-Scan und FDG-PET mit einer Sensitivität von 95% auch bei kleineren LK-Metastasen; falsch positive Herde (histologisch gesichert) resultierten aus entzündlichen LK (Feine 1996, Schlüter 1998).

5.4 Fernmetastasen

Das Auftreten von Fernmetastasen beim differenzierten SD-Karzinom im Verlauf der Erkrankung liegt etwa bei 5 - 23% (Sophocleous 1994, Werte aus 17 Studien mit insgesamt 9032 Patienten) abhängig vom Tumorstadium. So entstehen aus occulten SD-Karzinomen selten Fernmetastasen: 0 - 6,8% (Lin 1996, Vicente 1992, Bellatone 1998), aus „low-risk"-Stadien (pT1-2NoMo) nur in 7,7% der Fälle (Müller 1982). Nach eigenen Ergebnissen waren am häufigsten organüberschreitende pT4-Tumore (49,5%) Ursache für eine hämatogene Ausbreitung, in der Literatur findet man Werte von 54-58% (Herrmann 1987, Menzel 1996). Fernmetastasen bei SD-Karzinomen entwickeln sich überwiegend innerhalb der ersten 10 Jahre, jedoch sind bis zu 20 Jahre andauernde metastasen- und rezidivfreie Intervalle keine Seltenheit (Sophocleous 1994).

Die initiale Fernmetastasierung ist bislang in der Literatur nur selten (Übersicht siehe Tabelle 56) unabhängig von Kranheitsverläufen mit Spätmetastasen untersucht worden. Im eigenen Kollektiv lag der Anteil an M1-Stadien bei 7,9%. Dies ist geringfügig niedriger als der Mittelwert aus 12 Studien mit überwiegend deutlich geringeren Patientenzahlen (Tabelle 56).

Im Gegensatz zu Spätmetastasen bei occulten SD-Tumoren sind initiale Fernmetastasen bei Mikrokarzinomen äußerst selten und bislang nur in Einzelfällen beschrieben (Hefer 1995, Inci 1994, Sasaki 1991, Sirotnak 1997). In unserem Kollektiv fanden sich 7 Patienten (5 papillär, 2 follikulär) mit Mikrokarzinomen (< 1 cm) und initialer Fermetastasierung, dies entspricht 2,9% der M1-Fälle und 0,23% unseres Gesamtkollektivs an SD-Karzinom-Patienten. Die von einigen Autoren propagierte, ausschließlich chirurgische Therapie der Mikrokarzinome (s.o.) ist aus unserer Sicht daher nicht in jedem Fall zu empfehlen, eine lebenslange (mind. 15-20jährige) Tumornachsorge aber in allen Fällen anzustreben.

In Übereinstimmung mit anderen Autoren (vergl. Mittelwerte in Tabelle 56) ist auch bei unseren M1-Patienten ein Zusammenhang von Metastasierungsart und Histologie festzustellen. So fanden sich bei papillären Tumoren deutlich häufiger pulmonale Metastasen, bei follikulären Tumoren Knochenmetastasen. Eine begleitende cerebrale oder hepatische Filialisierung trat in unserem Kollektiv seltener auf als bei anderen Autoren.

Sehr wenig Übersichtsdaten (meist Einzelfälle) sind in der Literatur über initiale, atypische Metastasen zu finden. Meist wurden Fallbeschreibungen von initialen oder späten Leber-, Hirn- oder Hautmetastasen gegeben (Runne 1976, Lissak 1995, Chiu 1997, Chen 1998). In unserem M1-Kollektiv wurden initiale, atypische Metastasen (ohne pulmonale oder ossäre Filiae) in 4 Fällen beobachtet (Hirn einmal, Haut einmal, endobronchiale/laryngeal Schleimhaut zweimal), das entspricht 1,7% aller M1-Patienten. Bei insgesamt 16 Patienten fand sich eine initiale, atypische Metastasierung singulär oder in Verbindung mit pulmonalen und/oder ossären Metastasen, das entspricht 6,6% aller M1-Patienten bzw. 0,52% unseres Gesamtkollektivs an SD-Karzinom-Patienten.

Nach unseren Ergebnissen traten initiale Knochenmetastasen am häufigsten im Stammskelett (81%), insbesondere in der Wirbelsäule (28%) aber auch in Rippen (18%) und Becken (18%) auf, was offenbar auf eine besondere Affinität der Tumorzellen zum blutbildenden Knochenmark hinweist. Die I-131-Speicherfähigkeit der initialen, ossären Filiae lag bei ca. 95%.

Pulmonale, initiale Metastasen traten vorzugsweise beidseitig auf (92%), dabei lagen zum größten Teil papilläre pT4-Tumore (35,8%) zugrunde. Wichtigstes diagnostisches Verfahren (höchste Sensitivität und Spezifität) war die RJ-Szintigraphie, gefolgt von TG-Bestimmung, CT und Röntgen. Dabei lag die RJ-Speicherfähigkeit der initialen Metastasen bei ca. 90%.

Der große Anteil an RJ-positiven Metastasen (ossär und pulmonal) bei M1-Stadien in unserem Kollektiv steht in deutlichem Gegensatz zu einem großen Anteil (22-52%) an RJ-negativen oder nur schwach speichernden Spätmetastasen in anderen Kollektiven (Dralle 1985, Linden 1991, Lind 1997, Elser 1997) mit entsprechedem Einfluß auf die Prognose (s.u.).

Weitere Tracer zur unspezifischen Tumorsuche sind Tl-201 und 99m-Tc-MIBI. Bei der Metastasendetektion differenzierter SD-Karzinome wird in der Literatur eine Sensitivität von 45-94% und eine Spezifität von 82-97% bei beiden Tracern angegeben (Sassolas 1997). Andere Autoren wiesen eine vergleichbare Sensitivität (85%) bei der Metastasendetektion durch Tl-201, 99m-Tc-Tetrofosmin und I-131 nach, was zumindest beim Tumorstaging oder -Restaging den Vorteil hätte, das SD-Hormon nicht in jedem Fall absetzen zu müssen (Unal 1998).

Bei radioiod-negativen, ossären Metastasen von differenzierten SD-Karzinomen ist die konventionelle Knochenszintigraphie mit einer Sensitivität von ca. 75-97% eine gute Screening-Methode (Tenenbaum 1993). Ein neuer Tracer zur Metastasensuche beim SD-Karzinom ist das 99m-Tc-Furifosmin (Technescan Q12, Mallinckrodt) - eine prospektive Studie im Vergleich zum FDG-PET ergab eine deutlich niedrigere Sensitivität von 34% gegenüber 91% bei der Positronenemissionstomographie (Brandt-Mainz 1998).

Die Metastasendarstellung durch die FDG-PET und die MIBI-Szintigraphie ist besonders günstig bei negativem RJ-Uptake und steigendem TG-Wert („flipflop", Feine 1995, Dietlein 1998). Dies erhärtet den Verdacht, daß die FDG-PET besonders bei dedifferenziertem Tumorgewebe eine höhere Sensitivität hat als I-131(Grünwald 1997). Die FDG-PET-Untersuchung wurde daher als relativ junges diagnostisches Verfahren beim differenzierten SD-Karzinom als 1b-Indikation („mostly acceptable") in der interdisziplinären Konsensuskonferenz der DGN (Deutsche Gesellschaft für Nuklearmedizin) angesehen (Reske 1996). Eine Kombination aus I-131-Szintigraphie und FDG-PET erhöht die Sensitivität auf 95% (Feine 1996). Eine fehlende RJ-Anreicherung bei ansteigendem Tumormarker (TG) sowie negativer Spiral-CT stellt die Domäne des FDG-PET (und auch des 99mTc-MIBI) in der Diagnostik der Lungenmetastasen dar (Dietlein 1998). RJ-positive Lungenmetastasen <1cm lassen sich wiederum besser mittels Spiral-CT als FDG-PET/99mTc-MIBI darstellen (Dietlein 1998). Die Spiral-CT ist insbesondere zum Ausschluß von kleinnodulären pulmonalen Filiae vor Planung einer LK-Dissektion bei RJ-negativen (und FDG-positiven) LK-Metastasen geeignet (Dietlein 1997).

Da einige der differenzierten SD-Karzinome auch Somatostatin-Rezeptoren exprimieren, könnte die In-111-Octreotid-Szintigraphie (Rezeptor-Agonist) möglicherweise eine Alternative in der Metastasensuche auch beim SD-Karzinom darstellen (Tenenbaum 1995, Görges 1995).

Andere Studien mit größeren Patientenzahlen (Mc Cormack 1966, Harness 1974, Röher 1987, Ruegemer 1988, Casara 1991, Schlumberger 1986/-95/-96, Chen 1993, Utiger 1997) konnten zum Vergleich mit unseren Ergebnissen der initialen Metastasierung beim SD-Karzinom nicht herangezogen werden, da es sich um „Mischkollektive" mit Früh- und Spätmetastasen (M0-M1) handelte, die somit nicht im Sinne der Fragestellung geeignet waren.

Tabelle 56: Häufigkeit der <u>initialen</u> Fernmetastasen in Prozent (bezogen auf M1-Anzahl) nach Histologie

Studie			Metastasierungsart [%]				Beteiligung (bei pul/oss)		Anzahl - Patienten	
Verfasser	Datum	Histo.	pul	oss	pul + oss	sonst	hep	cereb	M1 [n] [%]	gesamt [n]
Hermann	1987	pap	5,6	9,2	5,6	-	-	1,8	54	269
		foll	27,8	25,9	25,9	-	3,7	1.8	(9,4%)	303
Mizukami	1990	pap	38,1	23,8	19,1	-	4,7	4,7	21 (4,1%)	514
		foll								
Miyamoto	1991	pap	36,2	6,4	8,5	-	-	2,1	47	-
		foll	23,4	14,9	10,6	-	-	-	-	
Proye	1992	pap	67,1	25,9	7,1	-	1,2	1,2	85 (12,1%)	696
		foll								
Casara	1992	pap	39,4	10,6	-	-	-	-	188	1009
		foll	19,7	30,3	-	-	-	-	(12,9%)	448
Aritake	1993	pap	16,6	5,6	11,1	-	-	-	18	-
		foll	5,6	22,2	38,9	-	-	-	-	
Zohar	1994	pap	36,3	18,2	9,1	-	9,1	9,1	11	187
		foll	9,1	18,2	9,1	-	9,1	-	(5,9%)	
Pacini	1994	pap	59,3	3,4	1,7	0,9	-	-	118	945
		foll	13,6	10,2	9,3	1,7	-	-	(12,5%)	
Menzel	1996	pap	20,0	6,7	6,7	-	-	-	15	167
		foll	26,7	-	-	-	20,0	6,7	(8,9%)	
Miyamoto	1997	pap	40,0	4,0	16,0	-	-	-	25	-
		foll	12,0	12,0	16,0	-	-	-	-	
Shaha	1997	pap	-	-	-	-	-	-	44	810
		foll							(4%)	228
Chiu	1997	pap	-	-	-	-	-	0,45	-	3117
		foll								
Eigene Ergebnisse	1997	pap	37,5	7,0	4,9	1,2	0,4	1,2	243	1890
		foll	16,9	18,9	13,1	0,4	0,8	0,4	(7,9%)	1198
Mittelwerte	1987-1997	pap	35,6	7,9	7,9	1,2	4,8	3,7	869 (7,3%)	11781
		foll	15,9	18,1	17,6	1,1				

120

5.5 Therapie

5.5.1 Chirurgie

Nach der Diagnose eines SD-Karzinoms durch entsprechende histologische Befunde aus einer Fernmetastase, LK-Metastase oder Feinnadelbiopsie eines kalten Knotens ist die erste therapeutische Maßnahme die Thyreoidektomie. In einigen Fällen kann die chirurgische Erstversorgung einer metastasenbedingten Komplikation (z.B. pathologische Fraktur, Paresen, drohende Frakturgefahr eines Wirbelkörpers) in palliativer Intention noch vorausgehen. So wurden beispielsweise Schädelmetastasen häufig als weiche, hochvaskularisierte Tumore mit osteolytischem, lokal verdrängendem Wachstum beschrieben, die sich nach Resektion und histologischer Aufarbeitung in der Regel als differenzierte, follikuläre Karzinome mit Kapsel- und Gefäßinfiltration erwiesen. Die Prognose ist mit einer mittleren Überlebenszeit von 4,5 Jahren nach Metastasen-OP (Auftreten im Mittel ca. 23,3 Jahre nach SD-OP) relativ schlecht (Nagamine 1985).

Einige Autoren berichten von zufriedenstellenden Langzeitergebnissen bei der Resektion von Wirbelkörpermetastasen gut differenzierter Karzinome, bei denen eine anschließende RJT aufgrund eines ausreichenden RJ-Uptakes im Resttumorgewebe durchgeführt werden konnte (18,9%; 7 von 37 Patienten). Bei 81,1% (30 von 37 Patienten) wurde bei palliativer Operation eine mittlere Überlebenszeit von 12 Monaten erzielt und die lokale Problematik (Paresen etc.) verbessert, auch wenn anschließend keine RJT und damit keine Langzeit-Remission erfolgte (Saillant 1995).

Basis der chirurgischen Therapie ist neben der Beseitigung metastasenbedingter Komplikationen die totale Thyreoidektomie. Bei postoperativer Diagnosestellung eines Karzinoms ist zur Komplettierung in der Regel eine möglichst rasche Nachoperation zur Verbesserung der Prognose nötig (Scheumann 1996). Der verbleibende SD-Rest sollte nicht größer als wenige ml (max.10ml) sein, um möglichst wenig lokale Komplikationen bei der RJT zu provozieren und das Verbleiben von Tumorzellen im Schilddrüsenbett zu vermeiden. Bei größeren und zahlreichen pathologischen LK, auch wenn hier möglicherweise eine RJ-Speicherung vorliegt, sollte eine Nachresektion (Lymphadenektomie) überlegt werden, da sich auf diese Weise die effektive Strahlenexposition reduzieren und zudem die Wahrscheinlichkeit der Entstehung eines Rezidivs vermindern läßt (Badellino 1991, Degroot 1991, Scheumann 1996, Tisell 1996).

Bei ausgedehnten pT4-Tumoren oder retrosternalen Tumoranteilen/LK kann eine Erweiterung der Resektion mit Sternotomie und - je nach lokaler Invasivität

- auch eine Muskel-, Gefäß- Ösophagus- oder Trachealresektion (mit Plastik) erforderlich werden (Dralle 1992). Nach totaler Thyreoidektomie (im Gegensatz zur subtotalen Resektion) sind die rezidivfreien Intervalle länger, allerdings ist auch das Risiko einer permanenten Hypocalciämie (Hypoparathyreoidismus) oder einer Recurrensparese größer (Torre 1996, Newman 1998). Verbleibt postoperativ mikroskopisch oder makroskopisch Tumorgewebe (R1-/R2-Resektion), ist die Prognose deutlich schlechter. Bei 12 von 14 Patienten (86%) fand sich ein Progreß, bei 2 Patienten (14%) eine Teilremission und bei keinem Patienten mit R1-Resektion eine Vollremission (eigene Ergebnisse).

5.5.2 Radioiodtherapie

Im Gegensatz zu Spätmetastasen (25,6%) haben initiale Metastasen einen deutlich besseren RJ-Uptake (Sophocleous 1994). Diese Ergebnisse konnten von uns in einem großen Kollektiv bestätigt werden, wobei der Anteil der RJ-positiven Fernmetastasen mit 90-95% (s.o.) deutlich höher lag als in anderen zumeist kleineren Kollektiven. Die RJT wurde bei positivem RJ-Uptake in den Metastasen solange konsequent durchgeführt, bis es zu einer Vollremission oder einem deutlichen Rückgang der Speicherfähigkeit in den Metastasen gekommen bzw. solange der Patient therapierbar war (Blutbildveänderungen, reduzierter AZ). Zur Beseitigung des SD-Restes nach Thyreoidektomie wurde eine einmalige Standard-Aktivität von 3,7 GBq appliziert, was sich klinisch als gut praktikabel erwies, interindividuell vergleichbare Ergebnisse in der Szintigraphie liefert und so in den meisten Zentren Anwendung findet. Dies entspricht der erforderlichen Energiedosis von etwa 400-1000Gy im SD-Rest - je nach Volumen und individueller effektiven HWZ von im Mittel ca. 4,3 Tagen - die erforderlich ist, um eine effiziente Ablation zu gewährleisten (Schober, Hundeshagen 1987).

Von einigen Autoren wurde eine individuell angepaßte Aktivität anhängig vom Uptake einer geringen Testaktivität vorgeschlagen (Bal 1996), was jedoch umstritten ist und von anderen Autoren aufgrund intraindividueller Schwankungen der effektiven HWZ als nicht prospektiv abschätzbar gewertet wird (Schober, Hundeshagen 1987).

Bei Nachweis von initialen Metastasen wurde höher dosiert. Die Einzelaktivität pro Fraktion bei Metastasen lag zwischen 3,7 und 18,5 GBq (Mittelwert und angstrebte Standardaktivität 11,1 GBq) je nach Konstitution des Patienten, was etwa einer Herddosis von 80-180Gy bei einer angenommenen effektiven HWZ von 3,3 Tagen entspricht, um eine effiziente Metastasentherapie zu erreichen (Schober, Hundeshagen 1987). Auch im Falle von Metastasen wurde auf individuelle, prospektiv geschätzte Dosierungen verzichtet und auf Standard-Aktivitäten zurückgegriffen, da sich unter therapeutischen Bedingungen mit diagnostischen Aktivitätsmengen keine sicheren effektiven HWZ berechnen lassen (Heinze 1986). Eine einheitliche Dosierung beim metastasierten SD-Karzinom existiert bislang nicht (Menzel 1996).

Die hochdosierte Metastasentherapie wurde in 4-5 Einzeldosen pro Jahr durchgeführt, was aus Strahlenschutzgesichtspunkten vertretbar ist und zu keinem signifikantem Abfall der HWZ führen soll (Schober, Hundeshagen 1987). In unserem Kollektiv wurden bis zu 12 Einzeltherapien mit im Mittel 35,06 GBq durchgeführt, die maximale Aktivität lag bei 138,75 GBq (3,8 Ci).

Das Problem einer exakten Dosimetrie in RJ-speichernden Metastasen ist die intraindividuell unterschiedliche, lokale effektive HWZ, der meßtechnisch schwer zu bestimmende maximale, lokale Uptake und die Tumormasse in den einzelnen Läsionen. Dabei ist aus Strahlenschutzgründen nur eine kurze Exposition der Untersucher während der Therapie zur Bestimmung der Meßgrößen zulässig, was die individuelle Dosimetrie in der Praxis nicht praktikabel erscheinen läßt (Schober, Hundeshagen 1987).

Falsch positive RJ-Szintigramme sind möglich und irreführend. Eine genaue Indikationsprüfung vor jeder hochdosierten RJT insbesondere bei negativem oder verhältnismäßig niedrigen Tumormarkerwert ist deshalb unumgänglich. Als Ursache einer falsch positiven RJ-Speicherung wurden entzündliche Veränderungen, wie beispielsweise eine Mukozele des Sinus frontalis (Matheja 1997) oder entzündliche Lungenerkrankungen (Höschl 1988), größere Thymusreste bei jüngeren Patienten (Wilson 1998), renale Zysten (Wen 1998) oder posttraumatische Veränderungen in Sternum und Schädel (Salvatori 1997) beschrieben. Auch Veränderungen der Speiseröhre und des Gastrointestinaltrakts, wie Zenker-Divertikel (Boulahdour 1992) oder Meckel-Divertikel (Caplan 1987) können RJ-speichernde Metastasen vortäuschen. In solchen Fällen ist vor Beginn einer RJT eine Röntgenkontrastdarstellung oder Endoskopie zum Ausschluß der o.g. Veränderungen durchzuführen. In unserem Kollektiv fand sich in einem Fall mit mediastinaler Lymphadenopathie bei Sarkoidose eine geringe, falsch positive RJ-Speicherung in Projektion auf die Lungenhili.

5.5.3 Externe Radiatio

Die Rolle der adjuvanten externen Bestrahlung bei der Behandlung des differenzierten SD-Karzinoms wird in der Literatur kontrovers diskutiert. So wurde eine Verlängerung des rezidivfreien Intervalls nach Thyreoidektomie bei älteren Patienten mit invasivem papillären SD-Karinom und LK-Metastasen beobachtet (Farahati 1996). Andere Autoren sind der Auffassung, alle papillären und follikulären pT4-Tumore unabhängig von LK- oder Fernmetastasen zervikal postoperativ nachzubestrahlen (Reinhardt 1995, Vosberg 1998). Argumente gegen eine externe Bestrahlung zur Rezidiv-Prophylaxe sind die mögliche Reduktion der Iodspeicherfähigkeit des Tumorgewebes und die damit verbundene Verschlechterung der Therapierbarkeit durch Radioiod. Andererseits kann infolge einer möglichen, starken Vernarbung nach Radiatio eine Erschwerung der chirurgischen Maßnahmen bei einer Rezidiv-OP hervorgerufen werden.

Andere Autoren verwiesen auf sehr hohe Remissionsraten bei frühzeitiger Rezidiverkennung, konsequenter chirurgischer und nuklearmedizinischer Therapie unter gänzlichem Verzicht auf eine adjuvante, percutane Radiatio (Saur 1996). Ergebnissen anderer neuer Studien zufolge schien nur bei Patienten mit makroskopischem Residualtumor eine passagere Remission von einer externen postoperativen Bestrahlung zu resultieren (Tsang 1998) bzw. bei keinem Patienten sich eine signifikante Verbesserung der Überlebensrate zu ergeben (Lin 1997).

In unserem Kollektiv wurde nur in einzelnen Fällen bei älteren Patienten in den 80er-Jahren eine externe Radiatio durchgeführt. Heute ist die adjuvante Radiatio in der MHH auch nach Absprache mit der Chirurgie obsolet bei Patienten mit anderer therapeutischer Option und nur indiziert bei RJ-negativen Rezidiven mit ausgeprägter, lokaler Beschwerdesymptomatik und Kontraindikation für eine chirurgische Intervention.

5.5.4 Chemotherapie

Eine standardisierte und etablierte Chemotherapie beim differenzierten SD-Karzinom existiert nicht, obwohl in der Vergangengheit zahlreiche Versuche unternommen wurden, die sich als wenig wirksam erwiesen (Chigot 1997). Lediglich beim anaplastischen und seltener auch beim medullären SD-Karzinom sind partielle Remissionen beschrieben (Kober 1990, Ekman 1990, Scherubel 1990). In diesen Fällen wurden Kombinationstherapien mit Adriamycin, Cisplatin und Vindersin getestet, um die kardiotoxische Wirkung zu reduzieren (Benker 1984, Sophocleous 1994). In vitro Untersuchungen zeigten ähnlich Ergebnisse (Asakawa 1996). Bei der Anwendung neuerer Chemotherapeutika (Aclarubicin) wurden einzelne Todesfälle aufgrund einer toxischer Myokardschädigung beobachtet (Langsteger 1989). Generell ist die Chemotherapie keine Standardtherapie beim differenzierten SD-Karzinom und nur bei dedifferenzierten, schnell wachsenden SD-Karzinomen als palliative

Maßnahme (ultima ratio) zu sehen, wenn keine weitere Therapieoption besteht. Dies gilt insbesondere für Hirnmetastasen (Chiu 1997) oder Lebermetastasen (Shah 1996), die eine sehr schlechte Prognose haben.

In einem Einzelfall wurde eine deutlich verbesserte RJ-Speicherung nach Chemotherapie in vormals nicht speichernden Metastasen eines papillären SD-Karzinoms nachgewiesen (Morris 1997).

Was neuere Kombinationstherapien insbesondere mit Zytokinen oder externer Bestrahlung bewirken, müssen weitere experimentelle und später klinische Studien zeigen.

5.5.5 TSH-Suppressionstherapie

Die Suppressionstherapie mit SD-Hormon zur Verminderung eines Tumorwachstumsreizes durch endogene TSH-Produktion gilt allgemein als anerkannt. Eine allgemeingültige Dosierung der üblicherweise verwendeten LT4-Präparate (Levothroxin) existiert nicht, individuelle Dosisangleichungen sind erforderlich (Lamberg 1979). TSH-basal-Werte <0,05 mU/l (Bestimmung mittels supersensitivem TSH-RIA) gelten als Zeichen einer ausreichend eingestellten Suppressionstherapie, wobei eine Verifizierung mittels TRH-Test nicht unbedingt erforderlich erscheint (Lamberg 1986). Andere Autoren berichten von einer partiellen Remission einer pulmonalen Metastasierung unter TSH-suppressiver Therapie mit T3-Präparaten (Triiodthyronin) anstatt der Gabe von Thyroxin (T4) bei fehlender RJ-Speicherung (Kosuda 1997).

In einem Fall wurde unter Suppressionstherapie bei metastasiertem SD-Karzinom eine T3-Hyperthyreose bei normalem T4-Wert beschrieben, die auf eine erhöhte 5'-Deiodierung zurückgeführt wurde und auch nach Dosisreduktion längere Zeit weiterbestand (Lang 1996). Wichtig zur Überprüfung der richtigen Dauereinstellung der Suppressionstherapie bei Metastasen ist also auch ein regelmäßige T3-Kontrolle.

Zur Durchführung einer RJT ist eine etwa 4-wöchige Hormonkarenz erforderlich, um eine ausreichende, endogene TSH-Stimulation zu erwirken. Dabei kann die Dauer des Absetzens durch eine von einigen Autoren empfohlene, intermittierende T3-Gabe in den ersten 2 Wochen zur Abmilderung der Hypothyreoseerscheinungen die Gesamtdauer der Hormonkarenz bis zum Erreichen des erforderlichen TSH-Werts verlängern (Hackländer 1996).

5.5.6 Andere Therapieansätze

Seit einiger Zeit werden Retinoide (Vitamin A-Vorstufen) zur Redifferenzierung in ersten klinischen Studien eingesetzt. Dabei wurde unter Gabe von 1,5 mg/kg KG bereits nach 6 Wochen eine antiproliferative Wirkung mit Verkleinerung der Tumorgröße und eine Erhöhung des RJ-Uptakes in den Metastasen festgestellt (Simon 1996). Als Zeichen einer Redifferenzierung kam es begleitend zur RJ-Speicherung in 63% der Fälle zu einem TG-Wiederanstieg (Simon 1998).

Als non-responder einer Retinoid-Therapie galten Patienten ohne Anstieg des RJ-Uptakes bzw. der TG-Synthese. Bei Ansprechen auf eine Retinoid-Therapie fand sich ein stark unterschiedliches Verhalten des Glucose-Uptakes im FDG-PET in den Läsionen (Grünwald 1998).

Auch beim anaplastischen SD-Karzinom wurde bereits eine wachstumsinhibierende Wirkung in vitro und in vivo beobachtet (Ain 1996).

Einige papilläre Karzinome, die Östgrogen-Rezeptoren aufweisen, konnten in ihrem Wachstum mit Östrogen in vitro stimuliert werden (Inoue 1993). Inwieweit eine Anti-Östrogen-Therapie erfolgversprechend sein könnte, muß in weiteren Studien gezeigt werden.

In einem Fall wurde über die erfolgreiche wiederholte perkutane Ethanol-Injektion in eine Sternummetastase berichtet, die sowohl zu einer partiellen Remission (deutliche Größenreduktion im CT), absinkendem TG-Wert um 95% und Rückgang der lokalen Beschwerdesymptomatik führte, so daß die symptomatische Opiatbehandlung „ausgeschlichen" werden konnte (Nakada 1996).

Andere Studien befaßten sich mit Effekten von Zytokinen bei SD-Karzinomen. So fand sich beim metastasierten differenzierten SD-Karzinom in Abhängigkeit von der TSH-Stimulation ein signifikanter sIL-2R-Anstieg (Serum-Interleukin-2Rezeptor) als Marker einer erhöhten T-Lymphzyten-Aktivität (Mariotti 1994).

In vitro-Versuche in Zellkulturen von differenzierten SD-Karzinom-Zellen zeigten, daß in Gegenwart von g-Interferon der RJ-Uptake durch die Tumorzellen im Mittel um ca. 35% gegenüber dem Basalwert anstieg, dedifferenzierte Zellen hingegen wiesen keine signifikant höhere Uptakerate auf (Misaki 1996). In anderen experimentellen Ansätzen wurde nachgewiesen, daß γ-Interferon und Tumor necrosis factor-alpha (TNF-α) in vitro das Wachstum von papillären SD-Karzinom-Zellen hemmen (Pang 1996). Inwieweit diese Ergebnisse zu neuen therapeutischen Strategien führen, bleibt abzuwarten.

Zusammenfassend kann gesagt werden, daß derzeit die einzige Therapie mit kurativem Ansatz beim initial metastasierten SD-Karzinom die hochdosierte RJT ist (nach vorangegangener chirurgischer Intervention), auch wenn die Therapie, wie sie derzeit durchgeführt wird, möglicherweise noch verbessert werden kann (s. u.). Die Möglichkeit falsch positiver RJ-Speicherungen ist insbesondere bei der Metastasenbehandlung zu beachten. Andere Therapieformen, wie Radiatio, Chemotherapie oder andere bislang experimentelle Therapieformen sind nicht zufriedenstellend wirksam oder müssen noch klinisch in größeren Kollektiven erprobt werden. Sehr erfolgversprechend waren erste Versuche mit Retinoiden, die derzeit klinisch erprobt werden und, wie es zum jetzigen Zeitpunkt scheint, in naher Zukunft eine größere Bedeutung erlangen könnten.

5.6 Nebenwirkungen und Risiken der hochdosierten RJT

5.6.1 Deterministische Risiken, unerwünschte Wirkungen

Bei der Behandlung mit I-131 wurden in der Literatur frühe (bei 80%) und späte (bei 67%) Nebenwirkungen (somatische Risiken) beobachtet. Häufige frühe Nebenwirkungen betrafen Magenbeschwerden (radiogene Gastritis) bei 66%, Speicheldrüsenentzündungen bei 60% und lokale Schwellungen (radiogene Thyreoiditis) bei 13% der Patienten. Späte unerwünschte Effekte waren Speicheldrüsenschäden bei 20%, Schleimhautschäden des Nasenrachenraums bei 13% und zervikale Schwellungen bei 20% der Fälle. Dauerschäden der Speicheldrüsen ließen sich gut mittels Speicheldrüsenszintigraphie verfolgen und quantifizieren (Albrecht 1977). Bei Aktivitäten bis insgesamt 16,65 GBq fanden sich bei 90% der Patienten leichte Blutbildveränderungen, die in keinem Fall zu einem Therapieabbruch führten (Van Nostrand 1986).

Durch Blutbildkontrollen vor jeder RJT und in regelmäßigen Abständen danach (anfangs monatlich) können Knochenmarkspunktionen ersetzt werden, die bis in die 80er Jahre in Hannover regelmäßig durchgeführt wurden. Dies wird von anderen Autoren bestätigt, die ein deutlich erhöhtes Auftreten einer Hämatotoxizität nach Aktivitäten >99,9 GBq beobachteten (Menzel 1996, Grünwald 1994).

In unserem Kollektiv wurden deutlich höhere Aktivitäten appliziert (siehe 5.5.2) und ähnliche frühe Nebenwirkungen beobachtet. Bei 25,5% der Patienten wurden potentiell lebensbedrohliche Nebenwirkungen festgestellt, die zu einem Therapieabbruch führten, darunter vor allem mittelgradige und schwere Blutbildveränderungen (BBV) entsprechend einer Hämatotoxizität Grad II-III nach WHO. Bei diesen Patienten lag die mittlere Aktivität bei 54,2

GBq. 5 Patienten (2%) verstarben an einer Knochenmarksaplasie (KMA) und 6 Patienten (2,4%) an einer akuten myeloischen Leukämie (AML). Zweittumore wurden bei 5 Patienten (2%) festgestellt. Dies waren zu 72% Patienten mit ossären Filiae, die somit die Gruppe mit dem größten Risiko potentiell lebensbedrohlicher NW darstellten.

Bei Patienten mit pulmonalen Filiae lag der größte Anteil an schwereren Nebenwirkungen bei passageren BBV. 3 Patienten starben an einer AML oder KMA.

Bislang war das Auftreten einer AML nur in Einzelfällen in der Literatur beschrieben worden, die applizierte Aktivität lag dabei zwischen 11,1-29,6 GBq (Bitton 1993, Laurenti 1998, Roldan-Schilling 1998).

In seltenen Fällen wurde das Auftreten einer sekundären CML (chronische myeloische Leukämie) insbesondere nach niedrigen I-131-Aktivitäten (im Mittel 11,4 GBq) festgestellt, richtungsweisend war eine langsam progrediente Leukozytose (Shimon 1995, Alfiar 1997). Eine CML fand sich in unserem Kollektiv nicht.

Eine periphere Expansion des blutbildenden Knochenmarks (Typ II und III nach Munz) wurde bei 23% der Patienten beobachtet, die eine Gesamtaktivität von mehr als 48 GBq erhielten (Linden 1991).

5.6.2 Stochastische Risiken

Das relative Risiko eines Zweittumors nach RJT liegt bei 1,9% gegenüber der Normalbevölkerung. Dieses Ergebnis ist im wesentlichen auf Leukämien und Blasen-Karzinome zurückzuführen (Glanzmann 1992). Die Wahrscheinlichkeit nach einer RJT an anderen Tumoren (Mamma-, Magen-, Nieren-Ca) zu erkranken, konnte bislang nicht ermittelt werden. Das Risiko des Auftretens eines Blasen-Karzinoms kann durch ausreichende Flüssigkeitszufuhr und Steigerung der Diurese vermindert werden (Hall 1992).

Dauerhafte Fertilitätsstörungen nach RJT sind bislang bis auf einen fraglichen Einzelfall in der Literatur nicht dokumentiert. Eine Schwangerschaft zum Zeitpunkt der RJT muß allerdings ausgeschlossen sein. Nach einer RJT (bei Männern oder Frauen) sollte eine Empfängnis auch nach Elimination bzw. Zerfall der inkorporierten Aktivität für ca. 6 Monate sicherheitshalber vermieden werden (Ehrenheim 1997).

Bei einer hochdosierten RJT liegt die Gonadendosis bei ca. 0,51 Sv (0,93 Sv bei Metastasen); rechnerisch (nach dem MIRD-Konzept) erhöht sich das Risiko einer Mutation, die zu einer angeborenen Krankheit führt um 13%. Festgestellt wurden tatsächliche genetische Defekte bei 1,8% der Patienten, was etwa dem natürlichen Risiko entsprach (Ehrenheim 1997). Eine Interruptio aufgrund einer Gonadendosis von > 0,1 Gy sollte überlegt und insbesondere bei Exposition in der 10.-12. Schwangerschaftswoche (SSW) empfohlen werden (Reiners 1991). Ab der 10. SSW können irreversible Störungen der fetalen Schilddrüse ab 400 MBq I-131 mit schweren Entwicklungsstörungen insbesondere des ZNS resultieren, so daß ein Interruptio zu empfehlen ist (Schümichen 1986).

Nach unseren Ergebnissen ist die konsequente Therapie auch bei jüngeren Patienten mit ossären Metastasen sinnvoll und durchaus mit einer Familienplanung zu vereinbaren, wenn entsprechende Sicherheitsabstände zu den einzelnen RJ-Fraktionen eingehalten werden. Nach einer Vollremission oder weitgehenden Teilremission wird schwangeren Patientinnen die Einnahme von 200 µg Iodid zur ausreichenden Iodversorgung des Föten bzw. des Neugeborenen bis zum Abstillen empfohlen.

5.7 Ergebnisse der RJT, Nachsorge und Verlauf

Die Nachsorge des differenzierten SD-Karzinoms erfolgt lebenslang, dies gilt insbesondere für „high-risk"-Stadien und Patienten mit initialen Metastasen. Da die differenzierten SD-Karzinome (ausgenommen bei Dedifferenzierung) eher langsam wachsende Tumore sind, wurde nicht selten das Auftreten eines Rezidivs jenseits eines 10-jährigen Intervalls mit unauffälligem Verlauf beobachtet (Sophocleous 1994). Auch Spätmetastasen wurden bei primär niedrigem Tumorstadium und unauffälligem Verlauf zum Teil erst nach 10 und mehr Jahren manifest (Mizukami 1990).

Wichtigster Bestandteil der Nachsorge sind allgemeine Maßnahmen wie körperliche Untersuchung, zervikale Sonographie, TG-Bestimmung und Röntgen der Lunge sowie deutlich aufwendigere, stationär durchzuführende I-131-Szintigramme, die je nach Risikoprofil der Patienten in unterschiedlichen, zeitlichen Intervallen duchgeführt wird (Schicha 1994).

Ein festes Nachsorgeschema, das allgemeingültig wäre, existiert bei Hochrisikopatienten mit Metastasen, erhöhtem Tumormarker oder organüberschreitendem Tumorwachstum nicht. Vielmehr ist hier die individuelle Einschätzung durch ein erfahrenes Tumorzentrum mit den entsprechenden diagnostischen und therapeutischen Optionen und deren gezielter Einsatz gefragt. Bisherige Übereinkommen sind eher als Leitlinien der Nachsorge zu sehen (Heinze 1986).

In der Abteilung Nuklearmedizin der MHH hat sich im Laufe der letzten 30 Jahre ein Nachsorgeschema für Hochrisikopatienten herauskristallisiert, das einerseits individuelle Freiräume bei unauffälligem Verlauf und andererseits eine ausreichende Sicherheit in der Früherkennung von Rezidiven und Metastasen bietet (siehe 3.2.1). Eckpfeiler sind die regelmäßige I-131-Szintigraphie in den ersten 10 Jahren sowie halbjährliche Ultraschall- und TG-Wert-Kontrollen bei „klinisch tumorfreiem Verlauf". Diese Untersuchungsmethoden waren die wichtigsten Verfahren bei der Rezidivdiagnostik. Andere Autoren bestätigten die Kombination der genannten Methoden zusammen mit der ultraschallgesteuerten FNP als die sensitivste Vorgehensweise (Francescchi 1996, Paloyan 1998).

Im Falle von Metastasen wird eine konsequente hochdosierte RJT durchgeführt. Bei 10-15jährigem rezidivfreien Verlauf oder bei alten Patienten mit reduziertem AZ wird individuell entschieden, inwieweit der Zeitabstand der stationären Kontrollen vergrößert oder diese ganz ausgesetzt werden.

Allgemein ist aufgrund von zahlreichen empirischen Studien anerkannt, daß die RJT beim SD-Karzinom die Prognose verbessert, auch wenn prospektive, randomisierte Therapiestudien fehlen, was ethisch als problematisch einzustufen wäre. Den positiven Einfluß auf die Prognose beweisen insbesondere klinische Studien mit Vollremission (VR) oder Teilremission (TR) bei RJ-positiven Metastasen oder Lokalrezidiven nach RJT.

Bei Skelettmetastasen gelten die Möglichkeiten der RJT jedoch als begrenzt (Schicha 1994). Eine schlechte Prognose wurde häufig bei Kollektiven festgestellt, die bei der Beurteilung des Langzeitverlaufs nicht zwischen Früh- und Spätmetastasen differenzierten (McCormack 1966, Harness 1974, Röher 1987, Ruegemer 1988, Casara 1991, Schlumberger 1986/-95/-96, Chen 1993, Utiger 1997). Der Anteil an Tumorremissionen lag bei Werten von 29-35%. In unserem Kollektiv konnte bei pulmonalen Metastasen eine VR bei 56% und eine Teilremission TR bei 12,2% erzielt werden. Bei ossärer Beteiligung lag der Anteil an VR und TR bei > 50%. Lediglich bei atypischen Metastasen war die Langzeitprognose schlecht, der Anteil mit Tumorprogreß lag bei 75%.

Ein Vergleich zwischen I-131, Tl-201 und Tc-99m-MIBI ergab, daß die I-131-Szintigraphie nicht durch andere Szintigraphieverfahren zu ersetzen, allenfalls zu ergänzen war (Ugur 1996).

Die prognostische Einschätzung auf der Basis der internationalen Klassifizierungen (UICC, WHO), stimmte weitgehend mit den Krankheitsverläufen im eigenen Kollektiv überein. So verstarben deutlich mehr ältere Patienten (Stadium IV, WHO) an einer progredienten Metastasierung als jüngere Patienten (Stadium II, WHO). Der Anteil an Lokalrezidiven war bei pT4-Tumoren (UICC) deutlich höher als bei anderen Tumoren. Dabei lag der Anteil an lokoregionären Rezidiven aus papillären Tumoren bei 75%. Rezidive aus follikulären Tumoren manifestierten sich demgegenüber deutlich häufiger als Fernmetastasen. M1-Stadien rezidivierten mit 28,8% häufiger (eigene Ergebnisse) als niedrigere Tumorstadien (1,5-9,5% je nach Radikalität der OP), wie andere Autoren berichteten (Sophocleous 1994, Dralle 1987). Im Verleich zu Rezidiven bei niedrigeren Tumorstadien (Sophocleous 1994) traten Rezidive bei M1-Patienten später auf (4,5-8,2 Jahre vs. 5-12 Jahre / eigene Ergebnisse). 61,4% der Rezidive bei M1-Patienten waren RJ-positiv und einer RJT zugänglich. Rezidive traten nach unseren Ergebnissen bei M1-Patienten zu 78,6% bei älteren Patienten (Stadium IV) auf. Rezidive aus follikulären Tumoren hatten eine schlechtere Prognose als papilläre Rezidive (VR: 10% vs. 43%). Follikuläre Rezidive wurden im Mittel nach ca. 2 Jahren manifest, papilläre etwas später (im Mittel ca. 3 Jahren).

Thyreoglobulin (TG) ist bislang der einzige zuverlässige Tumormarker beim differenzierten SD-Karzinom. Die Anwesenheit von TG-Antikörpern kann die Zuverlässigkeit dieses Tests stören (Mariotti 1995). Dennoch wird ein TG-Anstieg als die empfindlichste Methode (höherer prädiktiver Werte) einer Rezidivdetektion angesehen. Höchste prädiktive Werte ergaben sich für das Auftreten von Fernmetastasen. Dies konnte in unserem Kollektiv bestätigt werden; insgesamt hatten 61 Patienten (87,1%) erhöhte TG-Werte bei Diagnose eines Rezidivs, nur in einem Fall war TG nicht nachweisbar (bei 8 Patienten war keine TG-Bestimmung möglich). Limitiert ist die TG-Bestimmung in der Rezidivdiagnostik unter TSH-Suppression (Schaadt 1995).

In unserem M1-Kollektiv fanden sich in der Rezidivdiagnostik beim follikulären SD-Karzinom im Mittel höhere TG-Werte als bei papillären Rezidiven. Auch war die TG-Synthese bei follikulären Rezidiven geringer supprimierbar als bei papillären Tumoren.

TG ist als Verlaufsparameter intraindividuell gut geeignet. Eine Prognose über das Ansprechen der RJT ist jedoch mit Hilfe eines Einzelwerts nicht möglich, eventuell könnte der Quotient aus Serum-TG-Wert und I-131-Uptake im SD-Bett hilfreich sein. Bei tumorfreien Patienten lag dieser Wert bei ca. 1,0 ng/ml/% (nie >5.7 ng/ml/%), bei Metastasen oder Rezidiven >3,3 ng/ml/% (Grünwald 1996). Nach unseren Ergebnissen streuen die TG-Werte interindividuell enorm, innerhalb der Verlaufsgruppen (VR, TR und PR) sind allerdings klare Tendenzen zu erkennen (vergl. 3.16, exponentielle Darstellung). So fand sich bei PR (Progreß) ein zu Beginn deutlich erhöhter TG-Wert, der anfangs nach RJT leicht abfiel, um dann wieder über den gemittelten Anfangswert anzusteigen (nach 3-6 Fraktionen). Bei TR zeigte sich ein langsamer, kontinuierlicher TG-Abfall mit „steady-state" nach ca. 5 Fraktionen bei ähnlich hohen initialen Werten, bei VR ein rascher TG-Abfall bis in den Normbereich unter RJT.

Über die Indikation einer Testdosis vor RJ-Applikation zur Metastasentherapie herrschen unterschiedliche Meinungen. Bei Gabe einer kleinen Testaktivität (370 - 3700 MBq) vor der eigentlichen hochdosierten RJT wurde in einigen Fällen eine Verminderung des RJ-Uptakes in den Läsionen bei der unmittelbar im Anschluß durchgeführten RJT beobachtet - sogenanntes „Stunning" (Muratet 1998). Die Autoren befürworteten demzufolge, die gesamte RJ-Aktivität (beispielsweise 11,1 GBq) einzeitig zu verabreichen oder kleinere Testdosen (37 MBq) postoperativ vor der ersten RJT zu verwenden. In unserem Kollektiv wurden derartige Beobachtungen nicht gemacht. In der Regel war bei erneuter, höherdosierter RJ-Applikation wenige Tage nach einer Testdosis ein höherer Uptake (visuell) in den Metastasen festzustellen. Gleichzeitig konnte - im Fall einer zu geringen Speicherung in den Metastasen nach einer Teildosis - eine weitere, somit unnötige RJ-Gabe und die damit verbundene Strahlenexposition des Knochenmarks vermieden werden.

Andere Autoren führen eine unterschiedliche relative RJ-Speicherung in den Metastasen auf die unterschiedliche radiochemische Reinheit (75-99,5%) der Therapiekapseln zurück, die zum Teil durch größere Mengen Iodat verunreinigt waren (Schomäcker 1996).

In einem Einzelfall wurde durch einfaches Zuwarten erreicht, daß sich eine nach mehreren hochdosierten RJ-Fraktionen (31,5 GBq) ausgebliebene RJ-Speicherung in den Metastasen nach einer Therapiepause wieder umwandelte in einen stark positiven RJ-Uptake ohne daß zuvor eine Iodkontamination vorlag. Nach dieser „spontanen Redifferenzierung" konnte die abgebrochene RJT erfolgreich fortgesetzt werden (Oyen 1995).

5.8 Überleben und prognostische Faktoren

Die Prognose beim initial metastasierten SD-Karzinom wurde mit Hilfe der Kaplan-Meyer-Analyse in Abhängigkeit von der Metastasierungsart erstellt. Dabei zeigte sich, daß die Lokalisation der initialen Fernmetastasen einen hochsignifikanten Einfluß auf das Überleben hat. Ergebnisse älterer Studien zeigten bislang andere Ergebnisse, da z.T. Früh- und Spätmetastasen gemeinsam in ihrem Verlauf betrachtet wurden (Schlumberger 1986).

Bei pulmonalen Filiae lag die mittlere Überlebenszeit mit 19,9 Jahren deutlich höher als bei einer ossären Metastasierung mit 8,9 Jahren (p<0,0005). Kein signifikanter Unterschied fand sich bei Patienten mit ossären Metastasen und einer pulmonal-ossären Metastasierung (p=0,26), so daß pulmonale Filiae in Gegenwart von Knochenmetastasen offenbar keinen Einfluß auf das Überleben haben. Die Prognose ohne RJT (wenige Fälle) war sehr viel ungünstiger als bei den entsprechenden Metastasierungsgruppen mit RJT (p=0,0001), allerdings war hier eine gewisse Vorselektionierung (z.B. schlechter AZ, Inkontinenz infolge Paresen etc.) gegeben. Echte Vergleichsgruppen mit größeren Patientenzahlen ohne RJT sind aus ethischen Gründen nicht zu vertreten und in der Literatur bislang nicht beschrieben.

Die schlechteste Prognose hatten Patienten mit atypischen Metastasen. Andere Autoren untersuchten die Prognose von Hirnmetastasen und fanden eine sehr schlechte Prognose mit mittleren Überlebenszeiten von 16,7 Monaten nach Diagnosestellung (Früh- und Spätmetastasen). Weder eine RJT noch eine externe Radiatio oder eine Chemotherapie hatten zu zufriedenstellenden Ergebnissen geführt (Chiu 1997).

Nach Auftreten eines Rezidivs beim initial metastasierten SD-Karzinom (n=70; 28,8% der M1-Patienten) war die mittlere Überlebensdauer in unserem Kollekiv mit 5,1 Jahren (papillär 5,5 vs. follikulär 4,5 Jahre) geringer als im gesamten M1-Kollektiv. Rezidive erwiesen sich somit als bedeutsam für die Prognose innerhalb der M1-Patienten-Gruppe.

Bei Mikrokarzinomen ohne Fernmetastasen (pT1; „low risk") ist die Rezidivrate mit 3,9% deutlich geringer und die Prognose sehr viel besser. Die Rezidiventstehung bei Mikrokarzinomen wurde überwiegend bei multiplen Herden signifikant häufiger (p<0,01) beobachtet, in diesen Fällen sei eine totale Thyreoidektomie anzustreben. Bei Einzelherden soll demgegenüber die Hemithyreoidektomie ausreichen (Baudin 1998).

In der Literatur wurden als wichtigste prognostische Faktoren beim SD-Karzinom allgemein beschrieben: Alter (p=0001), Größe des Tumors (p=0,018), organüberschreitendes Wachstum (p=0,000001), LK-Metastasen (p=0,03) und allgemein Fernmetastasen (p=0,049) (Bellatone 1998). Einige Autoren fanden signifikante Unterschiede in der Prognose bei größeren Patientenzahlen (n=2479) durch eine unterschiedliche histologische Tumordifferenzierung (Akslen 1991).

Shara (Memorial Sloan-Kettering Cancer Center, USA) beobachtet in einem kleinen Kollektiv (n=44) bei Patienten mit initialen Metastasen in einem Zeitraum von 1930-1985 eine Langzeitüberlebensrate von 43% (vs. 83% im gesamten Kollektiv). Die Inzidenz von Fernmetastasen war bei follikulären Tumoren deutlich höher. Die Langzeitergebnisse von Patienten mit initialen Metastasen im Vergleich zu Spätmetastasen waren besser (Shara 1997).

Bei Kindern ergab eine multivariate Analyse, daß die Fernmetastasierung die höchste Signifikanz für einen Tumorprogreß aufwies und ein organüberschreitendes Wachstum (pT4) den höchsten praediktiven Wert für die Ausbildung von Fernmetastasen darstellte. Anders als bei Erwachsenen waren papilläre Tumore deutlich agressiver als follikuläre, bildeten häufiger LK- und Fernmetastasen sowie pT4-Stadien (Farahati 1997). Eine genaue genetische Praedisposition für die Entstehung differenzierter SD-Karzinome ist bislang nicht bewiesen, obwohl in einigen Fällen eine familiäre Häufung und verschiedene Mutationen beschrieben wurden, ohne daß dies bislang Einfluß auf das klinische Vorgehen gehabt hätte (siehe 4.1). Bekannt ist hingegen eine seltene Assoziation papillärer SD-Karzinome bei jüngeren Patienten zur familiären, adenomatösen Polyposis (FAP), die meist mit multizentrischen und bilateralen SD-Karzinomen und einer sehr guten Prognose einhergeht (Perrier 1998).

Neuere Aspekte molekularbiologischer Untersuchungen an Resektionsmaterial aus Metastasen zeigten, daß die Expression bestimmter interzellulärer Adhäsionsmoleküle möglicherweise die Aggressivität der Metastasierung beeinflussen. Ein Beispiel ist ICAM-1, ein einkettiges, transmembranes Molekül, welches bereits in Metastasen anderer Tumore beschrieben wurde und auch in einem Fall bei einem dedifferenzierten, sehr aggressiv wachsenden, papillären SD-Karzinom nachgewiesen werden konnte (Fernandez-Real 1996).

In anderen Studien wurde die Expression von E-Cadherin, einem weiteren Zelladhäsionsmoleküls als potentiellem prognostischem Marker evaluiert. Dabei zeigte sich im klinischen Verlauf bei E-Cadherin-positiven pT4-Tumoren keine Entwicklung von LK- oder Fernmetastasen. Parallel wurden pT4-Tumore ohne nachweisbare E-Cadherin-mRNA (fehlende Expression) untersucht, die deutlich höhere Rezidiv- und Metastasierungsraten aufwiesen (Scheumann 1995, Walgenbach 1998). Durch eine multivariate Analyse bei 112 Patienten (an Primärtumor und Metastasen) wurde eine fehlende Expression von E-Cadherin als ein unabhängiger, prognostischer Faktor ($p < 0,03$) für die Entstehung einer Frühmetastasierung (pM1) sowohl bei papillären als auch bei follikulären Karzinomen identifiziert (von Wasielewski 1997).

Nicht nur bei differenzierten, auch bei onkozytären SD-Karzinomen scheint eine Rarefizierung sowohl der Genexpression als auch der posttranscriptionellen Kontrolle von E-Cadherin ein Marker für eine Dedifferenzierung und damit für die Prognose zu sein. Anaplastische SD-Karzinome zeigten demgegenüber generell keine oder eine nur sehr geringe E-Cadherin-Expression (Brabant 1993). In Übereinstimmung mit einer Verminderung der Genregulation von E-Cadherin bei dedifferenzierten SD-Tumoren wurde parallel eine Erniedrigung anderer Adhäsionsmoleküle (beta- und gamma-Catenin) nachgewiesen, denen ebenfalls eine wichtige Rolle in der Karzinogenese der Schilddrüsenmalignome zugesprochen wurde (Cerrato 1998).

Eine andere Gruppe von Adhäsionsmolekülen, die in der Beurteilung der Prognose der differenzierten SD-Karzinome von Bedeutung sind, zählt zur „Familie der Integrine" und wurde von Serini genauer untersucht. Nur bei besonders aggressiven Tumoren wurde neben anderen Veränderungen der Zellmembranen eine Neoexpression von Integrin (Subunit beta4) und ein Verlust der Laminin2-Expression beschrieben. Offenbar liegt für die unterschiedliche Metastasierungshäufigkeit der SD-Karzinome wie auch bei anderen Tumoren eine Störung der Gewebsorganisation (in Form von Membranstörungen als Ursache einer verminderten Zellkohäsion) zugrunde. Diese Veränderungen konnten nicht nur an Histologien sondern auch an Punktionsmaterial nachgewiesen werden, was dem Pathologen und dem Kliniker möglicherweise bei der Bestimmung der Diagnose und Prognose hilfreich sein könnte (Serini 1996).

Auch andere Autoren vermuteten den partiellen Verlust der „Zell-Zell-Kommunikation" durch eine Veränderung sogenannter „gap junctions" (Zellporen) als Ursache einer höheren Metastasierungswahrscheinlichkeit durch eine Erleichterung „der Flucht" von transformierten Tumorzellen aus Zellverbänden (Pötter 1996).

Die Thyrosin-Kinase FAK (Focal adhesion kinase) unterstützt die Zell-Adhäsion, die Beweglichkeit und das Wachstum von Zellen. Eine Überexpression dieses Enzyms wurde in SD-Karzinomzellen mit besonders aggressivem, lokal invasiven Potential nachgewiesen. Besonders hohe Werte an FAK fand man in Zellen von follikulären SD-Karzinomen mit Fernmetastasen (Owens 1996).

Ein Verlust der Expression des TSH-Rezeptors (TSHr) bei SD-Tumorzellen kann Zeichen einer Dedifferenzierung sein und die Ursache für eine fehlende Erhöhung der Uptakerate von Radioiod unter endogener TSH-Stimulation darstellen. Mittels Western-Blot-Analyse gelang der Nachweis einer fehlenden oder herabgesetzten TSHr-Expression bei einigen Patienten mit differenzierten SD-Karzinomen (Pötter 1994).

Demzufolge existieren offenbar noch wichtige, weitere prognostisch relevante Faktoren, die sich aus der genaueren molekularbiologischen Klassifizierung der Primärtumore und Metastasen ergeben. Die genauere Untersuchung molekularbiologischer Eigenschaften der Tumorzellen könnte die etablierte histologische Einteilung sinnvoll ergänzen.

6 Zusammenfassung

In der vorliegenden retrospektiven Studie wurden prognostische Faktoren ermittelt, die den Krankheitsverlauf bei Patienten mit initial metastasierten differenzierten SD-Karzinomen bestimmen. Von besonderem Interesse waren die Therapierbarkeit mittels Radioiod, der Langzeiterfolg der Behandlung und die Rezidivrate in Abhängigkeit von Metastasierungsart und -muster und der Eigenschaften der Primärtumore.

Aus den Jahren 1965 - '97 wurden die Krankengeschichten von 243 Patienten analysiert, die aus einem Gesamtkollektiv von 3088 mit differenziertem SD-Karzinom bereits bei Diagnosestellung Fernmetastasen (M1) aufwiesen (7,9%).

Bei 132 Patienten davon (54%) handelte es sich um pulmonale Metastasen, bei 63 Patienten (26%) um Knochenmetastasen, bei 43 Patienten (18%) um eine pulmonal-ossäre Metastasierung, und bei 4 Patienten (2%) traten ausschließlich andere atypische Metastasen auf. Die Diagnose „Schilddrüsenkarzinom" wurde dabei in 61 Fällen (26%) erst durch eine Probeentnahme aus einer Metastase gestellt.

Häufiger lagen in diesen Fällen follikuläre Primärtumore zugrunde, die zum einen häufiger als papilläre Karzinome Knochenmetastasen (78 vs. 29 Fälle) bildeten und zum anderen häufiger in niedrigeren Tumorstadien (pT2) hämatogen metastasierten (33,3% vs. 22,8%). Den größten Anteil der M1-Patienten hinsichtlich der Primärtumorausdehnung stellten pT4-Tumore (organüberschreitendes Wachstum).

Die Radioiodspeicherfähigkeit bei initialen Metastasen lag bei >90%, so daß die kurativen bzw. palliativen Möglichkeiten der hochdosierten RJT dementsprechend ausgeschöpft werden konnten.

Die mittlere applizierte Aktivität pro Metastasentherapie lag bei 11,1 GBq I-131 je Fraktion und die im Mittel verabreichte Aktivität pro Patient bei 35,1 GBq. Maximal wurden 12 Fraktionen Radioiod appliziert, die maximale kumulierte Aktivität lag bei 138,75 GBq (3,8 Ci).

Die RJT wurde bei Bedarf individuell durch ein multimodales Therapiekonzept (OP, Radiatio, selten Chemotherapie) erweitert.

Entsprechend des hohen Anteils iodspeichernder initialer Metastasen war der Krankheitsverlauf nach RJT günstig bei pulmonalen (VR/TR bei 68,2%) und ungünstiger bei ossären Metastasen (55,6%) und pulmonal-ossären Metastasen (VR/TR 43,2%). Die Langzeitprognose wurde maßgeblich bestimmt durch eine ossäre Beteiligung; so lag die mittlere Überlebenszeit bei pulmonalen Filiae bei 19,9 Jahren, signifikant schlechter demgegenüber bei ossären (8,9 Jahre) und pulmonal-ossären Filiae (7,3 Jahre), die sich nicht signifikant unterschieden.

Eine sehr schlechte Prognose hatten Patienten mit atypischen Metastasen oder Knochenmetastasen ohne RJ-Speicherung, allerdings war die Zahl dieser Patienten bezogen auf das Gesamtkollektiv gering (< 0,5%).

Die Rezidivrate beim initial metastasierten SD-Karzinom lag höher (28,8%) als in Gesamtkollektiven (1,5 - 9,5%). Dabei fanden sich Rezidivmanifestationen z.T. erst nach > 12 Jahren. 50% der Rezidive traten lokoregionär auf, bei den anderen Patienten handelte es sich um Fern- oder LK-Metastasen mediastinal. 62% der Rezidive waren papilläre Karzinome, und 62% der Rezidive waren RJ-positiv und konnten mit RJT behandelt werden. Die Prognose der follikulären Rezidive war schlechter (58% PR) als die der papillären (43% PR).

Wichtige prognostische Faktoren waren neben der Metastasenlokalisation, der RJ-Speicherfähigkeit und dem Auftreten eines Rezidivs das Erkrankungsalter des Patienten und das Tumorstadium nach WHO und UICC.

Wichtigste Verlaufsparameter waren die TG-Bestimmung und die RJ-Ganzkörper-Szintigraphie, bei Lokalrezidiven zusätzlich die Sonographie mit FNP. Bei negativer RJ-Speicherung lieferten MIBI-Szintigraphie und PET bessere Ergebnisse. Zusätzliche, unentbehrliche Kontrolluntersuchungen sind die CT (bei pulmonalen Filiae) und die MRT (bei retrosternalen/ retrotrachealen Rezidiven und mediastinalen LK-Metastasen).

Typische Nebenwirkungen der RJT waren neben leichter Übelkeit und Speicheldrüsenschäden bei 46 Patienten (19%) Blutbildveränderungen in unterschiedlicher Ausprägung, die bei 34 Patienten (74%) passager oder gut tolerabel waren. Lebensbedrohliche Nebenwirkungen wie die AML oder eine KM-Aplasie waren relativ selten (4,5%) und traten vorwiegend bei der Therapie von Knochenmetastasen bei älteren Patienten auf.

Die hochdosierte RJT ist bei Fernmetastasen das wichtigste therapeutische Verfahren (nach chirurgischer Intervention) und insbesondere auch bei Knochenmetastasen und jüngeren Patienten sinnvoll und konsequent zur Verbesserung der Prognose einzusetzen.

Molekularbiologische Untersuchungen erweitern in Zukunft das Spektrum der Diagnostik und der Prognosebeurteilung aus der feingeweblichen Untersuchung.

Neue therapeutische Möglichkeiten ergeben sich aus der Anwendung von rhTSH bei instabilen Patienten oder fehlender endogener TSH-Produktion und von Retinoiden zur Redifferenzierung bei fehlender oder nachlassender RJ-Speicherung sowie raschem Tumorprogreß.

7 Ausblick

Wie in der Studie und in anderen Zentren gezeigt, sind auch ausgedehnte Tumorstadien mit ossären Metastasen kurabel; insbesondere bei jüngeren Patienten ist dabei mit geringen Nebenwirkungen der RJT zu rechnen. Vor diesem Hintergrund ist die Zunahme der Schilddrüsenkarzinominzidenz in den letzten Jahren und das Auftreten zahlreicher Neuerkrankungen bei Kindern in der Ukraine nach Tschernobyl zwar besorgniserregend, dennoch bestehen in vielen Fällen gute Chancen auf Heilung oder doch zumindest auf eine anhaltende Tumorremission bei konsequenter Durchführung der Hochdosis-RJT.

Die klassische RJT mit endogener TSH-Stimulation hat bei gutem Erfolg in den vergangenen Jahrzehnten ihre Grenzen bei nachlassendem Radioiod-Uptake z.B. infolge einer Dedifferenzierung, bei Kontraindikationen zur 4-wöchigen Hormonkarenz oder bei fehlender endogener TSH-Stimulation infolge einer Hypophysenerkrankung.

Seit 1996 ist das rekombinante, humane TSH (rhTSH) in der klinischen Erprobung und wird in absehbarer Zeit klinisch zugelassen sein. Mit Hilfe des rhTSH könnte es bei bislang geringen Nebenwirkungen möglich sein, auch Patienten in kritischem Allgemeinzustand oder fehlender endogener TSH-Stimulation einer RJT zu unterziehen (Cole 1993, Ringel 1996, Luster 1998). Derzeit sind weitere, sogenannte „Superagonisten", in der Entwicklung und zum Teil schon in der Erprobung, die sich vom hTSH ableiten, eine deutlich höhere TSH-Rezeptoraffinität besitzen (bis zum 50000-fachen) und eine sehr viel stärkere intrinsische Aktivität aufweisen (1300-fach). Solche TSH-Analoga könnten in Zukunft im klinischen Einsatz eine deutliche Verbesserung der RJT beim SD-Karzinom bewirken (Grossmann 1998).

Bei dedifferenzierten Tumoren wird nach längerfristiger, hochdosierter Gabe von Retinoiden eine Redifferenzierung der Tumorzellen einerseits im Sinne einer Wachstumsverlangsamung und andererseits durch eine Reaktivierung der NIS-Expression (Natrium-Iodid-Symporter-Gen) in der Tumorzellmembran eine Steigerung des Ioduptakes postuliert, was neue Chancen auch für dieses Patientenkollektiv bedeuten würde.

Diese neuen, therapeutischen Optionen, die sich bereits in klinischer Erprobung befinden, müssen allerdings erst auf ihre Wirksamkeit hin überprüft werden.

Ein weiterer neuer, theoretischer Ansatz besteht in der Kombination der autologen Knochenmarkstransplantation (KMT) mit einer „Ultrahochdosistherapie", in der Absicht die initial bessere Iodtransporteraktivität auszunutzen und so eine deutlich höhere initiale Strahlendosis intratumoral zu erreichen.

Denkbar sind auch Kombinationstherapien der Hochdosis-RJT mit Substraten, die die Strahlensensibilität der Tumorzellen erhöhen (z.B. Interferone). Ebenso zu beachten sind völlig neue, gentechnische Ansätze, die eine Steigerung des Radioiod-Uptakes bewirken durch Reaktivierung blockierter Iodtransportergene oder durch Transfektion des Iodtransporter-Gens in Tumorzellen mit fehlendem Ioduptake.

Durch neuartige Screening-Verfahren, wie den GPA-Test (Glykophorin-A), bei dem Erythrozyten-Oberflächen-Antigene bzw. deren Mutationen nach Einwirken von ionisierender Strahlung auf Stammzellen des Knochenmarks quantifiziert werden können (Schiewitz 1996), ist es möglicherweise in der Zukunft denkbar - besonders strahlensensible Patienten frühzeitig zu entdecken, um bei der Metastasentherapie rechtzeitig eine supportive KMT durchzuführen.

8 Literaturverzeichnis

Ain KB, Tofiq S, Taylor KD: Antineoplastic activity of taxol against human anaplastic thyroid carcinoma cell lines in vitro and in vivo. J Clin Endocrinol Metab 81 (10): 3650-3, 1996.

Akslen LA, Haldorsen T, Thoresen SO, Glattre E: Survival and causes of death in thyroid cancer: a population-based study of 2479 cases from Norway. Cancer Res 512 (4): 1234-41, 1991.

Albrecht H, Creutzig H: Funktionsszintigraphie der Speicheldrüsen nach hochdosierter Radiojodtherapie. Fortschr Röntgenstr 125: 541-51, 1977.

Alfiar F, Amato D, Lipton JH: Chronic myeloid leukemia in a woman with papillary carcinoma of the thyroid treated with radioactive iodine. Leuk Lymphoma 27 (3-4): 365-7, 1997.

Angelillis L, Urso M, Ambrosio GB: The use of color Doppler sonography in the diagnosis of thyroid pathology. Minerva Endocrino 20 (4): 225-32, 1995.

Aritake S, Kusakabe K, Kanaya S, Nakano K, Ota T, Maki M: I-131 therapy of differentiated thyroid carcinoma with distant metastases. Jap J Nucl Med 30 (1): 51-60, 1993.

Asakawa H, Kobayashi T, Komoike Y, Yanagawa M et al: Establishment of anaplastic thyroid carcinoma cell lines useful for analysis of chemosensitivity and carcinogenesis. J Clin Endocrinol Metab 81 (10): 3547-52, 1996.

Badellino F, Margarino G, Scala M, Catturich A, Mereu P: Surgical treatment of thyroid cancer. Int Surg 76: 49.51, 1991.

Bal C, Padhy AK, Jana S, Pant GS, Basu AK: Prospective randomized clinical trial to evaluate the optimal dose of 131-I for remnant ablation in patients with differentiated thyroid carcinoma. Cancer 77 (12): 2574-80, 1996.

Baudin E, Travagli JP, Ropers J, Mancusi F, Bruno-Bossio G, Caillou B et al: Microcarcinoma of the thyroid gland: the Gustave-Roussy Institute experience. Cancer 83 (3): 553-9, 1998.

Becker HD, Heinze HG: Maligne Schilddrüsentumoren. Springer, Berlin 1984.

Bellatone R, Lombardi CP, Boscherini M, Ferrante A et al: Prognostic factors in differentiated thyroid carcinoma: a multivariate analysis of 234 consecutive patients. J Surg Onkol 68 (4): 237-41, 1998.

Benker G, Dabag S, Reinwein D, Seeber S: Chemotherapie der Schilddrüsen-malignome. In: Becker H, Heinze H: Maligne Schilddrüsentumoren. Springer, Berlin 1984.

Biersack H, Winkler C: Differenziertes und indifferenziertes Schilddrüsenkarzinom. Behandlungsergebnisse in Bonn. In: Biersack H, Winkler C: Neue Aspekte in Diagnostik und Therapie des Schilddrüsenkarzinoms. Schattauer, Stuttgart 1982.

Bitton R, Sachmechi I, Benegalorao Y, Schneider BS: Leukemia after small dose of radioiodine for metastatic thyroid cancer. J Clin Endocrinol Metab 77 (5): 1423-6, 1993.

Blake GM, Zivanovic MA, Mc Ewan AJ et al: Sr-89 therapy: Strontium kinetics in disseminated carcinoma of the prostate. Eur J Nucl Med 12: 447-454, 1986.

Börner W, Becker W, Reiners C, Müller HA: Diagnostik der differenzierten Karzinome der Thyreozyten. In: Börner W, Reiners C: Schilddrüsenmalignome. Schattauer, Stuttgart 1987.

Bouladhour H, Meignan M, Melliere D, Braga F, Galle P: False-positive I-131 scan induced by Zenker's diverticulum. Clin Nucl Med 17: 243-44, 1992.

Brabant G, Hoang-Vu C, Cetin Y, Dralle H, Scheumann G, Molne J, Hansson G, Jansson S, Ericson LE, Nilsson M: E-cadherin: a differentiation marker in thyroid malignancies. Cancer Res 53 (20): 4987-93, 1993.

Brand-Mainz K, Müller SP, Sonnenschein W, Bockisch A: Technetium-99m-furifosmin in the follow-up of differentiated thyroid carcinoma. J Nucl Med 39 (9): 1536-41, 1998.

Caplan R, Gundersen G, Abellera M, Kisken W: Uptake of iodine-131 by a Meckel's diverticulum mimicking metastatic thyroid cancer. Clin Nucl Med 12: 760-62, 1987.

Casara D, Rubello D, Saladini G, De Besi P, Fassina A, Busnardo B: Differentiated thyroid carcinoma of the elderly. Aging Clin Exp Res 4 (4): 333-39, 1992.

Casara D, Rubello D, Saladini G, Gallo V, Masarotto Guido, Busnardo B: Distant metastases in differentiated thyroid cancer: long-term results of radioidine treatment and statistical analysis of prognostic factors in 214 patients. Tumori 77: 432-36, 1991.

Cerrato A, Fulciniti F, Avallone A, Benincasa G, Palombini L, Grieco M: Beta- and gamma-catenin expression in thyroid carcinomas. J Pathol 185 (3): 267-72, 1998.

Chen WH, Wang YH, Lu YC, Huang CC, Wong SL: Endobronchial metastasis from occult papillary thyroid carcinoma: a case report. Chang-Keng-I-Hsueh-Tsa-Chih 21 (2): 200-05, 1998.

Chen WL, Guan SI, Huang WS: Radioiodine I-131 therapy in the management of differentiated thyroid carcinoma: a review of 202 patients. J Formos Med Assoc 92 (7): 623-31, 1993.

Chigot JP: Management of metastasis. Medullary cancers excluded. Ann Endocrinol 58 (4): 335-7, 1997.

Chiu AC, Delpassand ES, Sherman SI: Prognosis and treatment of brain metastases in thyroid carcinoma. J Clin Endo and Metab 82 (11): 3637-42, 1997.

Cole ES, Lee K, Lauziere K, Kelton C, Chappel S, Weintraub B, Ferrara D, Peterson P, Bernasconi R, Edmunds T, Richards S, Dickrell L, Kleeman JM, McPherson J, Pratt BM: Recombinant Human Thyroid Stimulating Hormone: Development of a Biotechnology Produkt for Detection of Metastatic Lesions of Thyroid Carcinoma. Biotechnology 11: 1014-24, 1993.

Degroot L, Kaplan E: Second operation for „completion" of thyroidectomy in treatment of differentiated thyroid carcinoma. Surgery 110: 936-940, 1991.

Desjardins J, Bass J, Leboeuf G, Di Lorenzo M, Leterte J, Khan A, Simard P: A twenty-year experience with thyroid carcinoma in children. J Pediatr Surg 23: 709-13, 1988.

Dietlein M, Scheidhauer K, Voth E, Theissen P, Schicha H: Fluorine-18 fluorodesoxyglucose positron emission tomography and iodine-131 whole-body scintigraphy in the follow-up of differentiated thyroid cancer. Eur J Nucl Med 24 (11): 1342-8, 1997.

Dietlein M, Scheidhauer K, Voth E, Theissen P, Schicha H: Follow-up of differentiated thyroid cancer: what is the value of FDG and sestamibi in the diagnostic algorithm. Nuklearmedizin 37 (1): 12-17, 1998.

Dralle H et al: Tumorrezidive und chirurgische Ersttherapie des differenzierten Schilddrüsen-karzinoms. In: Börner W, Reiners C: Schilddrüsenmalignome. Schattauer, Stuttgart 1987.

Dralle H, Gimm O: Lymphadenektomie beim Schilddrüsenkarzinom. Chirurg 67 (8): 788-806, 1996.

Dralle H, Scheumann GF, Hundeshagen H, Massmann J, Pichelmayr R: Die transsternale zervikomediastinale Primärtumorresektion und Lymphadenektomie beim Schilddrüsen-karzinom. Langenbecks Arch Chir 377 (1): 34-44, 1992.

Dralle H, Scheumann GF, Meyer HJ, Laubert A, Pichelmayr R: Zervikale Eingriffe an der Luft- und Speiseröhre beim organüberschreitenden Schilddrüsenkarzinom. Chirurg 63 (4): 282-90, 1992.

Dralle H, Schwarzrock R et al: Comparison of histology and immunohistochemistry with thyroglobulin serum levels and radioiodine uptake in recurrences and metastases of differentiated thyroid carcinomas. Acta Endocrinol Copenh 108 (4): 504-10, 1985.

Droese M, Schicha H: Aspirationszytologie der Schilddrüse. Internist 28: 542-49, 1987.

Egloff B: Histologische Klassifikation der Schilddrüsenmalignome. In: Börner W, Reiners C: Schilddrüsenmalignome. Schattauer, Stuttgart 1987.

Ehrenheim C, Hauswirth C, Fitschen J, Martin E, Oetting G, Hundeshagen H: Genetic risk after high dose radioiodine therapy with regard to gonadal dose. Nuklearmed 36 (5): 157-66, 1997.

Ehrenheim C, Heintz P, Schober O, Schicha H, Hundeshagen H: Iodine-induced T3 hyperthyreoidism in metastatic follicular thyroid cancer. Nuklearmed 25 (5): 201-4, 1986.

Ekman ET, Lundell G, Wallin G: Chemotherapy and multimodality treatment in thyroid carcinoma. Otolaryngol Clin North Am 23 (3): 523-7, 1990.

Elser H, Henze M et al: 99m-Tc-MIBI for recurrent and metastatic differentiated thyroid carcinoma. Nuklearmedizin 36 (1): 7-12, 1997.

Farahati J, Bucsy P, Parlowsky T, Mader U, Reiners C: Characteristics of differentiated thyroid carcinoma in children and adolescents with respect to age, gender and histology. Cancer 80 (11): 2156-62, 1997.

Farahati J, Parlowsky T, Mader U, Reiners C, Bucsky P: Differentiated thyroid cancer in children and adolescents. Langenbecks Arch Surg 383 (3-4): 235-9, 1998.

Farahati J, Reiners C, Struschke M, Müller SP, Stuben G, Sauerwein W, Sack H: Differentiated thyroid cancer. Impact of adjuvant external radiotherapy in patients with perithyroidal tumor infiltration (stage pT4). Cancer 77 (1): 172-80, 1996.

Feine U, Lietzenmayer R, Hanke JP, Held J, Wohle H, Müller-Schaumburg: 18FDG whole-body PET in differentiated thyroid carcinoma. Flipflop in uptake patterns of 18FDG and 131I. Nuklearmedizin 34 (4): 127-34, 1995.

Feine U, Lietzenmayer R, Hanke JP, Held J, Wohle H, Müller-Schaumburg W: Fluorine-18-FDG and iodine-131-iodine uptake in thyroid cancer. J Nucl Med 37 (9): 1468-72, 1996.

Fernandez-Real JM, Villabona C, Fernandez-Castaner M, Sagarra E, Gomez-Saez JM, Soler J: Expression of ICAM-1 in distant metastatic thyroid carcinoma. J Endocrinol Invest 19 (3): 183-5, 1996.

Franceschi M, Kusic Z, Franceschi D, Lukinac L, Roncevic S: Thyroglobulin determination, neck ultrasound and iodine-131 whole-body scintigraphy in differentiated thyroid carcinoma. J Nucl Med 37 (3): 446-51, 1996.

Giuffrida D, Garofalo MR, Cacciaguerra G, Ferni V, Ippolito A, Regalbuto C, Santonocito MG, Belfoire A: False positive I-131 total body scan due to an ectasia of the common carotidis. J Endocrinol Invest 16 (3): 207-11, 1993.

Glanzmann C: Subsequent malignancies in patients treated with iodine-131 for thyroid cancer. Strahlenther Onkol 168: 337-43, 1992.

Gomez-Arnaiz N, Gomez-Saez IM, Sahun de la Vega M, Abos R et al: Identification and validation of prognostic factors in differentiated thyroid carcinoma. Med Clin (Barc) 108 (2): 45-9, 1997.

Gorelow VN, Gyenes M, Neser F, Roeher HD, Goretzki PE: Overexpression of Gs alpha activating mutations in human thyroid tumors measured by subcloning. J Cancer Clin Oncol 122: 453-57, 1996.

Goretzki PE, Ebeling B, Simon D et al: Multiple tumor suppressor gene P6INK4b (MTS2) in human thyroid cancer. Thyroid 7: 691, 1997.

Goretzki PE, Schulte KM: Bedeutung von Onkogenen in Entstehung und Prognose von differenzierten Schilddrüsenkarzinomen. In: Schilddrüse - State of the art. Springer, 1998. Sonderdruck in: Der Internist 39 (6): 584-87, 1998.

Görge B, Bockhorn H: Standardisierte operative Technik in der Schilddrüsen-Chirurgie als wesentlicher Eckpunkt des Qualitätsmanagementes. In: Thomusch O, Dralle H: Schilddrüsenchirurgie. JAB-Verlag, Heidelberg - Leipzig 1997.

Görges R, Eißner D, Kahaly G, Voges E, Kersjes W, Bockisch A: Darstellung von Metastasen eines Schilddrüsenkarzinoms mittels 111-In-Pentreotide-Szintigraphie. Nuklearmedizin 34 (4): 165-9, 1995.

Grossmann M, Leitloff H, Weintraub BD, Szkudlinski MW: A rational design strategy for protein hormone superagonists. Nat Biotechnol 16 (9): 871-5, 1998.

Grünwald F, Menzel C, Bender H, Palmedo H, Otte R, Fimmers R, Risse J, Biersack HJ: Redifferentiation therapy-induced radioiodine uptake in thyroid cancer. J Nucl Med 39 (11): 1903-6, 1998.

Grünwald F, Menzel C, Bender H, Palmedo H, Willkomm P, Ruhlmann J, Franckson T, Biersack HJ: Comparison of 18FDG-PET with 131-iodine and 99m-Tc-sestamibi scintigraphy in differentiated thyroid cancer. Thyroid 7 (3): 327-35, 1997.

Grünwald F, Menzel C, Fimmers R, Zamora P, O Biersack HJ: Prognostic value of thyro-globulin after thyroidectomy before ablative radioiodine therapy in thyroid cancer. J Nucl Med 37 (12): 1062-64, 1996.

Grünwald F, Schomburg A et al: Changes in the blood picture after radioiodine therapy of thyroid cancer. Med Klin 89 (10): 522-8, 1994.

Hacker HW, Haecker FM, Schweizer P: Qualitätsstandard und Qualitätssicherung bei der operativen Behandlung von Schilddrüsenkarzinomen im Kindesalter. In: Thomusch O, Dralle H: Schilddrüsenchirurgie. JAB-Verlag, Heidelberg - Leipzig 1997.

Hackländer S, Voth E, Schicha H: Anstieg des TSH-Spiegels bei Schilddrüsenkarzinompatienten nach Entzug einer suppressiven Levothyroxinmedikation. Nuklearmed 35 (5): 170-74, 1996.

Hall P, Holm LE, Lundell G, Ruden BI: Tumors after radiotherapy for thyroid cancer. A case-control study within a cohort of thyroid cancer patients. Acta Oncol 31: 403-07, 1992.

Hall P: Cancer risks after medical radiation. Med Oncol Tumor Pharmac 8: 159-63, 1991.

Halnan KE: The place of non-surgical methods in diagnosis and management and the long-term value od treatment of thyroid cancer. Br J Surg 52:736-9, 1965.

Hamann A: Klinisches Verhalten oxyphiler Schilddrüsenkarzinome. Medizinische Dissertation, Hannover 1990.

Harness JK, Thompson NW, Sisson JC, Beierwaltes WH: Differentiated thyroid carcinoma. Treatment of distant metastases. Arch Surg 108 (4): 410-9, 1974.

Heberer G, Köhle W, Tscherne H: Chirurgie und angrenzende Gebiete, 6. Auflage. Springer, Berlin - Heidelberg - New York 1993.

Hedinger C, Williams E, Sobin L: Histological typing of thyroid tumors. International histological classification of tumors. WHO 2nd edition. Springer, Berlin - Heidelberg - New York 1987.

Hefer T, Joachims HZ, Hashmonai M, Ben-Arieh Y, Brown J: Highly aggressive behaviour of occult papillary thyroid carcinoma. J Laryngol Otol 109 (11): 1109-12, 1995.

Heinze HG, Reiners C, Becker W, Börner W: Tumornachsorge beim Schilddrüsenmalignom. Empfehlungen der Arbeitsgemeinschaft Schilddrüse der Deutschen Gesellschaft für Nuklearmedizin. Nuklearmediziner 9: 193-207, 1986.

Heinze HG, Sautter-Bihl ML: Externe Strahlentherapie bei differenzierten Schilddrüsenkarzinomen. In: Börner W, Reiners C: Schilddrüsenmalignome. Schattauer, Stuttgart 1987.

Hermann M, Kober F, Kemminger K: Die Fernmetastasierung der Struma maligna. Eine retrospektive Studie über 892 Fälle. Onkologie 10 (6): 350-55, 1987.

Höschl R, Choy DH, Gandevia B: Iodine-131 uptake in inflammatory lung disease. A potential in treatment of thyroid carcinoma. J Nucl Med 29: 701-06, 1988.

Hübsch P, Niederle B, Barton P, Pesau B, Knittel M, Schratter M, Längle F: Farbkodierte Doppler-Sonographie der Schilddrüse: Ein Fortschritt in der Karzinomdiagnostik?. Fortschr Röntgenstr 156 (2): 125-29, 1992.

Hwang CE, Wu CM, Su CY, Cheng L: A long-standing cystic lymph node metastasis from occult thyroid carcinoma - report of a case. J Laryngol Otol 106 (10): 932-4, 1992.

Inci S, Akbay A, Bertan V, Gedikoglu G, Onol B: Solitary skull metastasis from occult thyroid carcinoma. J Neurosurg Sci 38 (1): 64-6, 1994.

Inoue H, Oshimo K, Miki H, Kawano M, Monden Y: Immunohistochemical study of estrogen receptors and the responsiveness to estrogen in papillary thyroid carcinoma. Cancer 72 (4): 1364-8, 1993.

Kasakov V, Demdchik E, Astakhova L, Baverstock K, Egloff B, Pinchera A, Ruchti C, Williams D: Thyroid cancer after Tschernobyl. Nature: 359: 21-22, 1992.

Kaul A, Roeder HD: Gesetzliche Bestimmungen und Strahlenrisiko bei der medizinischen Anwendung offener radioaktiver Stoffe am Menschen. In: Emrich D: Nuklearmedizin - Fumktionsdiagnostik und Therapie, 2. Auflage. Thieme, Stuttgart 1979.

Klugbauer S, Lengfelder E, Demidchik EP, Rabes HM: A new form of RET rearrangement in thyroid carcinomas of children after the Chernobyl reactor accident. Oncogen 13: 1099-1102, 1996.

Kober F, Heiss A, Keminger K, Depisch D: Chemotherapy of high malignant thyroid tumors. Wien Klin Wochenschr 102 (9): 274-6, 1990.

Köhrle J, Brabant G, Hesch RD: Metabolism of the thyroid hormones. J Horm Res 26: 58-78, Basel 1987.

Kosuda S, Arai S, Hoshido Y, Tokumitsu H, Kusano S, Kadota T: Successful TSH suppression therapy with triiodothyronine in a patient with pulmonary metastases from differentiated thyroid carcinoma in the absence of 131-I uptake. Kagu Igaku 34 (10): 925-31, 1997.

Kretschko J, Wellner U: Dosimetrie und Strahlenschutz. In: Büll U, Schicha H: Nuklearmedizin. Thieme, Stuttgart - New York 1994.

Kumarescan K, Sastry RA: Localization of Tc-99m pertechnetat in lymph node metastasis from occult thyroid carcinoma. Clin Nucl Med 19 (12): 1112, 1994.

Lamberg BA, Helenius T, Liewendahl K: Assessment of thyroxine suppression in thyroid carcinoma patients with a sensitive immunoradiometric TSH assay. Clin Endocrinol (Oxf) 25 (3): 259-63, 1986.

Lamberg BA, Rantanen M, Saarinen P, Liewendahl K, Sivula A: Suppression of the TSH response to TRH by thyroxine therapy in differentiated thyroid carcinoma patients. Acta Endocrinol 91 (2): 248-56, 1979.

Lang M, Flesch M: T3-Hyperthyreose bei metastasierendem follikulären Schilddrüsen-karzinom unter Substitutionstherapie. Nuklermed 35 (5): 186-9, 1996.

Lange S et al: Zerebrale Computertomographie. In: Lange S, Grumme T, Kluge W, Ringel K, Meese W: Zerebrale und spinale Computertomographie, 2. Auflage. Schering, Berlin 1988.

Langsteger W, Lind P, Beham A, Klima G, Ebner B, Koltringer P, Eber O: Metastatic thyroid cancer: sudden death following aclarubicin therapy. Klin Wochenschr 67 (7): 393-7, 1989.

Laurenti L, Salutari P, Sica S, Piccirillo N, Zini G, Zollino M, Leone G: Acute myeloid leukemia after iodine-131 treatment for thyroid disorders. Ann Haematol 76 (6): 271-2, 1998.

Levy I, Barki Y, Tovi F: Giant zervikal cyst: presenting symptom of an occcult thyroid carcinoma. J Laryngol Otol 105 (10): 863-4, 1991.

Lin JD, Chao TC, Wenge HF, Huang HS, Ho YS: Clinical presentations and treatment for 74 occult thyroid carcinoma. Comparison with nonoccult thyroid carcinoma in Taiwan. Am J Clin Oncol 19 (5): 504-8, 1996.

Lin JD, Tsang NM, Huang MJ, Weng HF: Results of external beam radiotherapy in patients with well differentiated thyroid carcinoma. Jpn J Clin Oncol 27 (4): 244-47, 1997.

Lind P, Gallowitsch HJ et al: Tc-99m-Tetrofosmin whole-body scintigraphy in the follow-up of differentiated thyroid carcinoma. J Nucl Med 38 (3): 348-52, 1997.

Linden A, Weiss R et al: Bone marrow changes in patients with thyroid carcinoma. Nuklearmedizin 30 (6): 272-8, 1991.

Lissak B, Vannetzel JM, Gallouedec N, Berrod JL, Rieu M: Solitary skin metastasis as the presenting feature of differentiated thyroid microcarcinoma: report of two cases. J Endocrinol Invest 18 (10): 813-6, 1995.

Lorberboym M, Mechanick JI: Accelerated Thyrotoxicosis induced by iodinated contrast media in metastatic differentiated thyroid carcinoma. J Nucl Med 37: 1532-35, 1996.

Luster M, Reinhardt W, Körber C, Hänscheid H, Rendl J, Mann K, Reiners C: Use of recombinant human TSH before I-131 therapy in a patient with metastatic follicular thyroid carcinoma and secondary hypothyroidism. Tagung der AG Schilddrüse der DGN am 23./24.10.1998 in Würzburg. In: Leitlinien zur Diagnostik und Therapie von Schilddrüsenkrankheiten, 1998.

Mann K, Schwetschenau B: Clinical aspects and preoperative diagnosis in differentiated thyroid gland carcinoma. Zentralbl Chirurgie 122 (4): 246-51, 1997.

Mariotti S, Barbesino G, Caturegli P, Marino M, Manetti L, Fugazzola L, Pacini F, Pinchera A: Serum soluble interleucin 2 (IL-2) receptor (sIL-2R) in differentiated thyroid carcinoma. J Endocrinol Invest 17 (11): 861-7, 1994.

Mariotti S, Barbesino G, Caturegli P, Marino M, Manetti L, Pacini F et al: Assay of thyroglobulin in serum with thyroglobulin autoantibodies: an unobtainable goal? J Clin Endocrinol Metab 80 (2): 468-72, 1995.

Matheja P, Lerch H, Schmid KW, Kuwert T, Schober O: Frontal sinus mucocele mimicking a metastasis of papillary thyroid carcinoma. J Nucl Med 38 (7): 1022-4, 1997.

Maxon HR et al: Dosimetric considerations in the radioiodine treatment of macrometastases and micrometastases from differentiated thyroid cancer. J Thyroid 7: 183-87, 1997.

Maxon HR, Schroder LE, Thomas SR et al: Re-186 (Sn) HEDP for treatment of painful osseous metastases: Initial clinical experience in 20 patients with hormone resistent prostate cancer. Radiology 176: 155-159, 1990.

McCormack KR: Bone metastases from thyroid carcinoma. Cancer 19 (2): 181-4, 1966.

McKee R, Krukowski Z, Matheson N: Thyroid neoplasma coexistent with chronic lymphocytic thyroiditis. Br J Surg 80: 1303-04, 1993.

McTiernan A, Weis N, Daling J: Incidence of thyroid cancer in women in relation to reproductive and hormonal factors. Am J Epidermiol 120: 423-35, 1984.

Menzel C, Grünwald F, Schomburg A, Palmedo H, Bender H, Spät G, Biersack HJ: „High-dose" radioiodine therapy in advanced thyroid carcinoma. J Nucl Med 37 (9): 1496-503, 1996.

Misaki T, Miyamoto S, Alam MS, Kasagi K, Konishi J: Tumoricidal cytokines enhance radioiodine uptake in cultered thyroid cancer cells. J Nucl Med 37 (4): 646-8, 1996.

Miyamoto S, Kasagi K, Endo K, Iida Y, Hidaka A, Hatabu H, Konishi J: Results of radioiodine therapy in 47 patients with distant metastases of differentiated thyroid carcinoma. Nippon Naibunpi Gakkai Zasshi 51: 810-21, 1991.

Miyamoto S, Kasagi K, Misaki T, Alam MS, Konishi J: Evaluation of technetium-99m-MIBI scntigraphy in metastatic differentiated thyroid carcinoma. J Nucl Med 38 (3): 352-56, 1997.

Mizukami Y, Michigishi T, Nonomura A, Hashimoto T, Terahata S, Noguchi M et al: Distant metastases in differentiated thyroid carcinoma: a clinical and pathologic study. Human Pathology 21: 283-90, 1990.

Moreno A, Rodriguez JM, Sola J, Soria T, Parrilla P: Encapsulated papillary neoplasm of the thyroid: retrospective clinopathological study with long term follow up. Eur J Surg 162 (3): 177-80, 1996.

Morris JC, Kim CK, Padilla ML, Mechanick JI: Conversion of non-iodine-concentrating differentiated thyroid carcinoma metastases into iodine-concentrating foci after anticancer chemotherapy. Thyroid 7 (1): 63-6, 1997.

Moser E et al: Schilddrüsenkarzinom - Leitlinien zur standardisierten Diagnostik, Therapie und Nachsorge, 2. Auflage Tumorzentrum, Freiburg 1997.

Moser E: Nuklearmedizin. In: Kauffmann G, Moser E, und Sauer: Radiologie. Urban und Schwarzenberg, München 1996.

Müller H, Jung S: Prä- und postoperative nuklearmedizinische Diagnostik und Therapie der differenzierten Schilddrüsenkarzinome. Medizinische Dissertation, Hannover 1982.

Müller HW, Schröder S, Böcker W, Schneider C: Sonographisch geführte Feinstanzbiopsie der Schilddrüse. Dtsch Med Wochenschr 110: 168-74, 1985.

Muratet JP, Daver A, Minier JF, Larra F: Influence of scanning doses of iodine-131 on subsequent first ablative treatment outcome in patients operated on for differentiated thyroid carcinoma. J Nucl Med 39 (9): 1546-50, 1998.

Nagamine Y, Suzuki J, Katakura R, Yoshimoto T, Matoba N, Takaya K: Skull metastasis of thyroid carcinoma. Stady of 12 cases. J Neurosurg 63 (4): 526-31, 1985.

Nakada K, Kasai K, Watanabe Y, Katoh C, Kanegae K, Tsukamoto E, Itoh K, Tamaki N: Treatment of radioiodine-negative metastasis from papillary thyroid carcinoma with percutaneus ethanol injection therapy. Ann Nucl Med 10 (4): 441-4, 1996.

Negele T, Spelsberg F: Die Videolaryngoskopie mit dem flexiblen Gastroskop. In: Thomusch O, Dralle H: Schilddrüsenchirurgie. JAB-Verlag, Heidelberg - Leipzig 1997.

Newman KD, Black T, Heller G, Azizkham RG, Holcomb BW, et al: Differentiated thyroid cancer: determinants of disease progression in patients <21 years of age diagnosis: a report from the Surgical Discipline Committee of Childern's Cancer Group. Ann Surg 227 (4): 533-41, 1998.

Obiols G, Simo R, Burgos R, Tresserras R, Galofre P et al: Differentiated thyroid carcinoma, 1972 - 1992. Follow-up, detection of recurrences and prognostic factors. Med Clin (Barc) 109 (19): 738-43, 1997.

Owens LV, Xu L, Dent GA, Yang X, Sturge GC, Craven RJ, Cance WG: Focal adhesion kinase as a marker of invasive potential in differentiated human thyroid cancer. Ann Surg Oncol 3 (1): 100-5, 1996.

Oyen WJ, Mudde AH, Van den Broek WJ, Corstens FH: Metastatic follicular carcinoma of the thyroid: reappearance of radioiodine uptake. J Nucl Med 36 (4): 613-5, 1995.

Pacini F, Cetani F, Miccoli P, Mancusi F, Cecarelli C, Lippi F, Martino E, Pinchera A: Outcome of 309 patients with metastatic thyroid carcinoma treated with radioiodine. World J Surg 18 (4): 600-04, 1994.

Paloyan E, Walker RP, Lawrence AM: Guidelines for the use of radio-iodine, thyroid hormone, and treatment of metastatic disease in patients with differentiated thyroid cancer. Surg Oncol Clin N Am 7 (4): 665-80, 1998.

Pang XP, Ross NS, Hershman JM: Alterations in TNF-alpha signal transduction in resistant human papillary thyroid carcinoma cells. Thyroid 6 (4): 313-7, 1996.

Perrier ND, van Heerden JA, Goellner JR, Williams ED, Gharib H, Marchesa P, Church JM, Fazio VW, Larson DR: Thyroid cancer in patients with familial adenomatous polyposis. World J Surg 22 (7): 738-42, 1998.

Pfannenstiel P, Hotze LA, Saller B: Schilddrüsenkrankheiten - Diagnose und Therapie, 3. Auflage. BMV, Berlin 1997.

Pötter E, Horn R, Scheumann GF, Dralle H, Costagliola S, Ludgate M, Vassart G, Dumont JE, Brabant G: Western blot analysis of thyrotropin receptor expression in human thyroid tumors and correlation with TSH-Binding. Biochem Biophys Res Commun 205 (1): 361-7, 1994.

Pötter E, Schoenermark M, Bock O, Hoang-Vu C, Munari-Silem Y, Pousset B, Brabant G: Cell adhesion receptors and gap junctions in normal and neoplastic transformed thyrocytes. Exp Clin Endocrinol Diabetes 104 (4): 24-8, 1996.

Proye CAG, Dromer DHR, Carnaille BM, Gontier AJP, Goropoulos A, Carpentier P et al: Is it still worthwile to treat bone metastases from differentiated thyroid carcinoma with radioaktiv iodine. World J Surg 16 (4): 640-46, 1992.

Rabano A, La Sala M, Hernandez P, Barros J: Thyroid carcinoma presenting as Pancoast's syndrome. Thorax 46: 270-71, 1991.

Reiners C: 10 Jahre nach Tschernobyl - Die radiologischen Auswirkungen der Reaktorkatastrophe auf Deutschland, Österreich und die betroffenen Gebiete der GUS. In: Fuger F, Reiners C, Kainberger F, Messerschmidt O: 100 Jahre nach Entdeckung der Radioaktivität. Strahlenschutz in Forschung und Praxis 40: 149-161. Fischer, Stuttgart 1997.

Reiners C: Die Folgen von Tschernobyl. In: Schilddrüse - State of the art. Springer, 1998. Sonderdruck in: Der Internist 39 (6): 592-93, 1998.

Reiners C: Endokrine Organe. In: Büll U, Schicha H: Nuklearmedizin. Thieme, Stuttgart - New York 1994.

Reiners C: Stochastische Risiken der I-131-Therapie des Schilddrüsenkarzinoms. Nuklearmed 1: 44-51, 1991.

Reinhardt M, Guttenberger R, Slanina J, Frommhold H, Moser E: Indications for percutaneus radiotherapy in carcinoma of the thyroid gland. Freiburg consensus. Radiologe 35 (8): 535-39, 1995.

Reske SN, Bares R, Bull U et al: Clinical value of positron emission tomography (PET) in oncologic questions: results of an interdisciplinary consensus conference. DGN. Nuklearmedizin 35 (2): 42-45, 1996.

Ringel MD, Ladenson PW: Diagnostic accuracy of I-131 scanning with recombinant human thyrotropin versus thyroid hormone withdraw in a patient with metastatic thyroid carcinoma and hypopituitarism. J Clin Endocrinol-Metab 81 (5): 1724-5, 1996.

Röher HD, Goretzki PE, Wahl RA: Chirurgie der Metastasen differenzierter Schilddrüsen-karzinome. Langenbecks Arch Chir 371: 103-13, 1987.

Roldan-Schilling V, Fernandez-Abellan P, Dominguez-Escribano JR et al: Acute leukemias after treatment with radioiodine for thyroid cancer. Haematologica 83 (8): 767-8, 1998.

Ruegemer JJ, Hay ID, Bergstralh EJ, Ryan JJ, Offord KP, Gorman CA: Distant metastases in differentiated thyroid carcinoma: a multivariate analysis of prognostic variables. J Clin Endo and Metab 67 (3): 501-8, 1988.

Runne U, Modder G: Skin metastases in thyroid carcinoma. Dtsch Med Wochenschr 101(50): 1831-4, 1976.

Saillant G, Enkaoura EA, Aimard T, Roy-Camille R: Spinal metastases of thyroid origin. Apropos of a series of 37 cases. Rev Chir Orthop Reparatrice Appar Mot 81 (8): 627-81, 1995.

Salvatori M, Saletnich I, Ruffini V, Troncone L: Unusual falsch-positive radioiodine whole-body scans in patients with differentiated thyroid carcinoma. Clin Nucl Med 22 (6): 380-4, 1997.

Samuel AM, Shah DH: Brain metastases in well-differentiated carcinomas of the thyroid. Tumori 83 (2): 608-10, 1997.

Sandritter W, Thomas C: Zytodiagnostik. In: Sandritter W, Thomas C: Histopathologie: Schattauer, Stuttgart 1986.

Sarrazin R, Brichon PY, Chaffanjon P: Mediastinal metastasis of differentiated thyroid cancer. Treatment by total mediastinal curettage in 9 cases. Ann Endocrinol 58 (3): 242-7, 1997.

Sasaki H, Sirakusa T, Suzuki K, Eimoto T, Okumura M: Occult papillary carcinoma of the thyroid presenting as a solitary pulmonary metastasis. Nippon Naibunpi Gakkai Zasshi 67 (6), 655-65, 1991.

Sassolas G, Houzard C et al: Value of scintigraphic explorations by radiomarkers other than iodine radioisotope in differentiated thyroid carcinoma. Ann Endocrinol Paris 58 (1): 55-63, 1997.

Saur HB, Lerch H, Schober O: The survival rate of patients with differentiated thyroid carcinoma without primary percutaneus irradiation of the neck area. Strahlenth Onco 172 (6): 306-11, 1996.

Schaadt B, Feldt-Rasmussen U, Rasmussen B, Torring H et al: Assessment of the influence of thyroglobulin (Tg) autoantibodies and other interfering factors on the use of serum Tg as tumor marker in differentiated thyroid carcinoma. Thyroid 5 (3): 165-70, 1995.

Schauer A: Pathogenese und pathologische Anatomie. In: Becker H, Heinze H: Maligne Schilddrüsentumoren. Springer, Berlin 1984.

Scherubel H, Raue F, Ziegler R: Combination chemotherapy of advanced medullary and differentiated thyroid cancer. Phase II study. J Cancer Res Clin Oncol 116 (1): 21-3, 1990.

Scherubl H, Raue F et al: Hyperthyreoidism caused by a hormone-producing thyroid cancer. Klin Wochenschr 67 (5): 304-7, 1989.

Scheumann GF, Gimm O, Wegener G, Hundeshagen H, Dralle H: Prognostic significance and surgical management of locoregional lymph node metastases in papillary thyroid cancer. World J Surg 18 (4): 559-67, 1994.

Scheumann GF, Hoang-Vu C, Cetin Y, Grimm O, Behrends J, von Wasielewski R, Georgii A, Birchmeier W, von zur Mühlen A, Dralle H et al: Clinical significance of E-cadherin as a prognostic marker in thyroid carcinomas. J Clin Endocrinol Metab 8 (7): 2168-72, 1995.

Scheumann GF, Seeliger H, Musholt TJ, Gimm O, Wegener G, Dralle G, Hundeshagen H, Pichelmayr R: Completion thyreoidectomy in 131 patients with differentiated thyroid carcinoma. Eur J Surg 162 (9): 677-84, 1996.

Schicha H, Emrich D: Schilddrüsen-Szintigraphie - ist sie noch zeitgemäß? Deutsches Ärtzeblatt 87: 2311-14, 1990.

Schicha H, Scheidhauer K: Therapie mit offenen radioaktiven Stoffen. In: Büll U, Schicha H: Nuklearmedizin. Thieme, Stuttgart - New York 1994.

Schicha H, Waters W, Wellner U: Kompendium der Nuklearmedizin. Schattauer-Verlag, Stuttgard 1991.

Schiewitz J, Lorenz R, Scheubeck M, Börner W, Hempel K: Improved determination of variant erythrocytes at the glycophorin A (GPA) locus and variant frequency in patients treated with radioiodine for thyroid cancer. J Radiat Biol 70 (2): 131-143, 1996.

Schimpff S: Well differentiated thyroid carcinoma: epidemiology, etiology and treatment. Am J Med Sci 278: 100-14, 1979.

Schlumberger M, Challeton C et al: Radioactive iodine treatment and external radiotherapy for lung and bone metastases from thyroid carcinoma. J Nucl-Med 37 (4): 598-605, 1996.

Schlumberger M, Challeton C, De Vathaire F, Parmentier C: Treatment of distant metastases of differentiated thyroid carcinoma. J Endo Invest 18 (2): 170-72, 1995.

Schlumberger M, Tubiana M, De Vathaire F, Hill C et al: Long-term results of treatment of 283 patients with lung and bone metastases from differentiated thyroid carcinoma. J Clin Endocrinol Metab 63 (4): 960-7, 1986.

Schlüter B, Grimm-Riepe C, Beyer W, Lübeck M, Schirren-Baumann K, Clausen M: Histological verification of positive fluorine-18 fluorodeoxyglucose findings in patients with differentiated thyroid cancer. Langenbecks Arch Surg 383 (2): 187-9, 1998.

Schmidt KJ: Tumoren der Schilddrüse. In: Meng W, Schmidt KJ et al: Schilddrüsen-erkrankungen, Pathophysiologie - Diagnostik - Therapie. Gustav Fischer, Stuttgart 1992.

Schober O, Hundeshagen H: Differenzierte Karzinome der Thyreozyten: Probleme bei der Radiojodtherapie. In: Börner W, Reiners C: Schilddrüsenmalignome. Schattauer, Stuttgart 1987.

Schomäcker K, Wellner U, Scheidhauer K, Gabruk-Szostak B, Fischer T, Steinbach J, Füchtner F, Schicha H: Zusammenhänge zwischen Eigenschaften von 131-I-Therapiekapseln und der Radiokinetik. Nuklearmed 35 (5): 175-80, 1996.

Schümichen C: Schwangerschaft und hochdosierte Radiojodtherapie. Nuklearmed 3 (9): 183-92, 1986.

Schwarzrock R, Müller S, Schober O: Der Wert der hochauflösenden Sonographie für die Differentialdiagnose kalter Schilddrüsenknoten. In: Schmidt H, Adam W: Nuklearmedizin. Schattauer, Stuttgart 1984.

Serini G, Trusolino L, Saggiorato E, Cremona O, De Rossi M, Angeli A, Orlandi F, Marchisio PC: Changes in integrin and E-cadherin expression in neoplastic versus normal thyroid tissue. J Natl Cancer Inst 88 (7): 442-9, 1996.

Shah DH, Samuel AM: Metastasis to the liver in well-differentiated carcinoma of the thyroid. Thyroid 6 (6): 607-11, 1996.

Shah JP, Loree TR, Dharker D, Strong EW, Begg C, Vlamis V: Prognostic factors in differentiated carcinoma of the thyroid gland. Am J Surg 164 (6): 658-61, 1992.

Shara AR, Loree TR, Shah JP: Prognostic factors and risk group analysis in follicular carcinoma of the thyroid. Surgery 118 (6): 1131-6, 1995.

Shara AR, Shah JP, Loree TR: Differentiated thyroid carcinoma presenting initially with distant metastasis. Am J Surg 174 (5): 474-6, 1997.

Shimon I, Kneller A, Olchoysky D: Chronic myeloid leukemia following 131-I treatment for thyroid carcinoma: a report of two cases and review of the literature. Clin Endocrinol 43 (5): 651-4, 1995.

Simon D, Goretzki PE, Gorelev V et al: Significance of p53 in human thyroid tumors. World J Surg 18: 535-40, 1994.

Simon D, Köhrle J, Reiners C, Börner AR, Schmutzler C, Mainz K, Goretzki PE, Röher HD: Redifferentiation therapy with retinoids: therapeutic option for advanced follicular and papillary thyroid carcinoma. World J Surg 22 (6): 569-74, 1998.

Simon D, Köhrle J, Schmutzler C, Mainz K, Reiners C, Röher HD: Redifferentiation therapy of differentiated thyroid carcinoma with retinoic acid: basics and first clinical results. Exp Clin Endocrinol Diabetes 104 (4): 13-5, 1996.

Sirotnak JJ, Loree TR, Penetrante R: Papillary carcinoma of the thyroid metastatic to the parapharyngeal space. Ear Nose Throat J 76 (5): 342-4, 1997.

Som PM, Brandwein M, Lidov M, Lawson W, Biller HF: The varied presentation of papillary thyroid carcinoma zervikal nodal disease: CT and MR findings. Am J Neuroradiol 15 (6): 1123-8, 1994.

Sophocleous S, Ehrenheim C, Fischer J, Hundeshagen H: Low-risk thyroid carcinoma therapy, follow up and prognosis. Nuklearmed 36 (3): 93-102, 1997.

Sophocleous S: Das differenzierte low-risk Schilddrüsenkarzinom. Medizinische Dissertation, Hannover 1994.

Sugenoya A, Asanuma K, Shingu K, Onuma H, Shimizu T et al: Clinical evaluation of upper mediastinal dissection for differntiated thyroid carcinoma. Surgery 113 (5): 541-4, 1993.

Takashima S, Sone S, Takayama F, Wang Q, Kobayashi T, Horii A, Yoshida J: Papillary thyroid carcinoma: MR diagnosis of lymph node metastasis. Am J Neuroradiol 19 (3): 509-13, 1998.

Teller PH, Voss AC: Percutane Strahlentherapie bei Schilddrüsenmalignomen - kurative und palliative Gesichtspunkte. Strahlentherapie 160: 349, 1984

Tenenbaum F, Lumbroso J et al: Radiolabeled somatostatin analog scintigraphy in differentiated thyroid carcinoma. J Nucl Med 36 (5): 807-10, 1995.

Tenenbaum F, Schlumberger M et al: Usefulness of technetium-99m hydroxymethylene diphosphonate scans in localizing bone metastases of differentiated thyroid carcinoma. Eur J Nucl Med 20 (12): 1168-74, 1993.

Thurn P, Bücheler E: Röntgendiagnostik der Knochen und Gelenke. In: Thurn P, Bücheler E: Einführung in die Röntgendiagnostik, 9. Auflage. Thieme, Stuttgart 1992.

Tisell LE, Nilsson B, Molne J, Hansson G, Fjalling M, Jansson M, Wingren U: Improved survival of patients with papillary thyroid cancer after surgical microdissection. World J Surg 20 (7): 854-9, 1996.

Torre G, Borgonovo G, Amato A, Arezzo A, De Negri A, Mattiolo FP: Differentiated thyroid cancer: surgical treatments of 190 patients. Eur J Surg 22 (3): 276-81, 1996.

Tsang RW, Brierley JD, Simpson WJ, Panzarella T, Gospodarowics MK, Sutcliffe SB: The effects of surgery, radioiodine and external radiation therapy on the clinical outcome of patients with differentiated thyroid carcinoma. Cancer 82 (2), 375-88, 1998.

Uematsu H, Sadato N, Yonekura Y, Tsuchida T, Nakamura S, Sugimoto K, Waki A, Yamamoto K, Hayashi N, Ishii Y: Coregistration of FDG PET and MRI of the head and neck using normal distribution of FDG. J Nucl Med 39 (12): 2121-7, 1998.

Ugur O, Kostakoglu L, Caner N, Gulaldi et al: Comparison of 201-Tl, 99mTc-MIBI and I-131 imaging in the follow-up of patients with well-differentiated thyroid carcinoma. Nucl Med Commun 17 (5): 373-7, 1996.

Unal S, Menda Y, Adalet I, Boztepe H, Ozbey N et al: Thallium-201, technetium-99m-tetrofosmin and iodine-131 in detecting differentiated thyroid carcinoma metastases. J Nucl Med 39 (1): 1897-902, 1998.

Utiger RD: Follow-up of patients with thyroid carcinoma. New Engl J Med 337 (13): 928-30, 1997.

Van Nostrand D, Neutze J, Atkins F: Side effects of rational dose iodine-131 therapy for metastatic well-differentiated thyroid carcinoma. J Nucl Med 27 (10): 1519-27, 1986.

Vicente P, Rovirosa A, Gallego O, Albanell J, Bellmunt J, Sole LA: Spinal cord compression as a primary manifestation of occult thyroid carcinoma. Ann Med Intern 9 (7): 334-6, 1992.

von Wasielewski R, Rhein A, Werner M, Scheumann GF, Dralle H, Pötter E, Brabant G; Georgii A: Immunohistochemical detection of E-cadherin in differentiated thyroid carcinomas correlates with clinical outcome. Cancer Res 57 (12): 2501-7, 1997.

Vosberg H: Diagnosis, radioiodine and radiotherapy of thyroid carcinomas. Schweiz Rundsch Med Prax 87 (11): 376-82, 1998.

Walgenbach S, Sternheim E, Bittinger F, Gorges R, Andreas J, Junginger T: Prognostic value of e-cadherin in papillary thyoid carcinoma. Chirug 69 (2): 186-90, 1998.

Watson WS: Human Cs-134/Cs-137 levels in Scottland after Chernobyl. Nature 323: 763-4, 1986.

Wegener OH: Ganzkörpercomputertomographie, 2. Auflage. Blackwell, Berlin 1992.

Wen C, Iuanow E, Oates E, Lee SL, Perrone R: Post-therapy iodine-131 localization in unsuspected large renal cyst: possible mechanisms. J Nucl Med 39 (12): 2158-61, 1998.

Wilson LM, Barrington SF, Morrison ID, Kettle AG, O'Doherty MJ, Coakley AJ: Therapeutic implications of thymic uptake of radioiodine in thyroid carcinoma. Eur J Nucl Med 25 (6): 622-8, 1998.

Wu Y, Wang J, Wang Z: Cancer of the thyroid gland with mediastinal extension. Chirurgie 123 (1): 74-7, 1998.

Wynford-Thomas D: In vitro models of thyroid cancer. Cancer Surv 16: 115-34, 1993.

Zohar Y, Strauss M: Occult distant metastases of well-differentiated thyroid carcinoma. Head and neck (New York) 16 (5): 438-42, 1994.

9 Anhang

Erläuterung der Abkürzungen

Abb	Abbildung
AML	akute myeloische Leukämie
AK	Antikörper
AZ	Allgemeinzustand
BBV	Blutbildveränderungen
CCT	cranielle Computertomographie
CEA	carcinoembryonales Antigen
CT	Computertomographie
CUP	carcinoma of unknown primary
DI	Diskriminierungs-Index
FDG	Fluordeoxyglukose
FNP	Feinnadelpunktion
GBq	Giga-Bequerel
GK	Ganzkörper
Gy	Gray
HCG	humanes Choriongonadotropin
HPT	Hypoparathyreoidismus
hTG	humanes Thyreoglobulin
HWZ	Halbwertszeit
I	Iod (Jod)
iPTH	intaktes Parathormon
KM	Knochenmark
KMA	Knochenmarksaplasie
KMT	Knochenmarktransplantation
LK	Lymphknoten
M1	Stadium M1 nach TNM
MBq	Mega-Bequerel
mCi	Milli-Curie
MIBI	Methoxy-isobutyl-isonitril
Mon	Monat
MRT	Magnetresonanztomographie
neg	negativ
NIS	Natriumiodidsymporter
NW	Nebenwirkung
onko	onkozytär
OP	Operation

oss	ossär
Pat	Patient / Patientin
PE	Probeentnahme
PET	Positronenemissionstomographie
pos	positiv
PR	Progreß
pul	pulmonal
RF	Raumforderung
RJ	Radioiod
RJT	Radioiodtherapie
Rö	Röntgen
SD	Schilddrüse
SD-Ca	Schilddrüsen-Karzinom
sono	sonographisch
SPECT	Single-Photonen-Emissions-Tomographie
SSW	Schwangerschaftswoche
Std	Standardabweichung (σ)
STR	Strahlentherapie
szinti	Szintigraphie
TBG	thyroxinbindendes Globulin
Tc	Technetium
(h)TG	(humanes) Thyreoglobulin
TR	Teilremission
rhTSH	rekombinantes humanes TSH
TSH	thyroideastimulierendes-Hormon
TSHr	TSH-Rezeptor
UICC	Union international contre le cancer
VR	Vollremission
vs	versus
WHO	World Health Organization
Wo	Woche
ZNS	Zentralnervensystem
zyto	zytologisch

Statistische Definitionen

P = Wahrscheinlichkeit
K = Fortschritt der Metastasierung, Tumorprogreß
k = Rückgang der Metastasierung, Teil- oder Vollremission
T = Test pathologisch
t = Test nicht pathologisch

$$\text{Sensitivität (Se)} = \frac{P(T/K)}{P(T \mid K) + P(t \mid K)}$$

$$\text{Spezifität (Sp)} = \frac{P(t/k)}{P(t \mid k) + P(T \mid k)}$$

Prä-Test-Wahrscheinlichkeit („Prävalenz") Pr:

$$P(K) = \frac{\text{Anzahl Pat. mit Tumorprogreß}}{\text{Anzahl Test-Kollektiv}}$$

Post-Test-Wahrscheinlichkeiten:

positiver prädikativer Wert:
$$PW^+ = P(K/T) = \frac{Pr \times Se}{(Pr \times Se) + (1 - Pr) \times (1 - Sp)}$$

(Wahrscheinlichkeit für Tumorprogreß bei pathologischem Test)

negativer prädiktiver Wert:
$$PW^- = \qquad P(k \mid t) = \frac{(1 - Pr) \times Sp}{(1 - Pr) \times Sp + Pr \times (1 - Se)}$$

(Wahrscheinlichkeit für Tumorremission bei unauffälligem Test)

Diskriminierungs-Index:
$$DI = PW^+ - (1 - PW^-)$$

(Wahrscheinlichkeit für die richtige Diagnose nach dem Test)